LA SYPHILIS

CONNAIT-ELLE POUR CAUSE

UN PRINCIPE SPÉCIFIQUE,

OU

N'EST-ELLE QUE LE RÉSULTAT DE L'IRRITATION?

LES MOYENS ANTIPHLOGISTIQUES

DOIVENT-ILS, DANS TOUS LES CAS, ÊTRE PRÉFÉRÉS AU MERCURE DANS LE TRAITEMENT DE CETTE MALADIE,

ET LA GUÉRISSENT-ILS D'UNE MANIÈRE AUSSI SÛRE?

DISCUSSION A CE SUJET,

Par A^phe PETIT (de l'Ile de Ré),

Docteur Médecin à la Faculté de Paris.

La vérité seule est éternelle; l'erreur peut régner un moment, mais enfin elle disparaît, et ne laisse après elle que les traces et les souvenirs funestes des maux qu'elle a produits.

ROSTAN. *Cours de méd. clinique.*

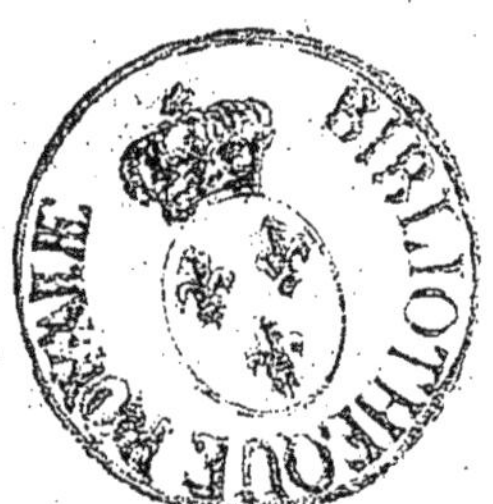

IMPRIMERIE DE WARIN-THIERRY ET FILS.

1830.

A

M. LE Dr GILBERT,

Médecin de l'Hôpital des Vénériens de Paris, Membre de l'Académie Royale de Médecine, etc.

En dédiant cet opuscule à celui dont la longue expérience m'a servi de guide dans l'étude des maladies syphilitiques, je remplis un devoir qui m'est cher, celui de la reconnaissance.

Aphe PETIT.

LA SYPHILIS

CONNAÎT-ELLE POUR CAUSE

UN PRINCIPE SPÉCIFIQUE,

OU

N'EST-ELLE QUE LE RÉSULTAT DE L'IRRITATION?

Les moyens antiphlogistiques doivent-ils, dans tous les cas, être préférés au mercure, dans le traitement de cette maladie, et la guérissent-ils d'une manière aussi sûre?

La syphilis est une maladie si grave, et qui, dans sa marche, présente des phénomènes tellement remarquables, que, dès les premières années de mes études médicales, elle fixa toute mon attention; mais, frappé de la diversité d'opinions qui existe entre les écrivains *syphiliographes* dont les ouvrages ont été publiés dans les siècles derniers et au commencement de celui-ci, et les auteurs qui ont écrit sur le même sujet d'après les idées de la doctrine physiologique, je résolus d'étudier cette maladie, plutôt au lit du malade que dans les livres, bien convaincu que ces derniers, si utiles pour celui qui déjà est éclairé par l'observation, peuvent souvent égarer le jeune praticien sans expérience, surtout quand il s'agit d'un sujet encore en litige, et quand les opinions les plus contraires sont exposées avec talent de part et d'autre.

Ce n'est donc qu'après avoir observé, pendant plusieurs années, un grand nombre de vénériens, tant à l'hôpital qui leur est exclusivement consacré, qu'à l'hôpital Saint-Louis et dans ma pratique particulière, que j'ai cru pouvoir présenter, comme sujet de thèse, à la Faculté de Paris, quelques propositions générales sur la syphilis et sur son traitement.

Ces propositions, fondées sur une foule de faits recueillis avec un esprit exempt de toute prévention, guidé par le seul désir de s'instruire, dans deux établissemens où la syphilis se montre sous toutes les formes et sur des sujets de tout âge, de tout sexe et de toute constitution, devaient nécessairement choquer les opinions de quelques auteurs modernes, qui, se croyant sans doute infaillibles, ne peuvent souffrir qu'on pense autrement qu'eux. Aussi, en reconnaissant comme cause de la syphilis, un principe spécifique, et en émettant quelques doutes sur l'efficacité du traitement antiphlogistique que je suis loin de rejeter, je me suis exposé à une longue critique de la part de M. *Devergie* aîné, qui, ne voyant dans la maladie qui nous occupe, qu'un des nombreux produits de l'inflammation, n'admet comme efficace pour la combattre, que les antiphlogistiques, et pense qu'on doit renoncer entièrement au mercure, dont l'utilité est reconnue par l'expérience de plusieurs siècles.

Dans une suite d'articles insérés dans les Annales de la Médecine physiologique (1), sous le titre d'*Examén des critiques publiées, depuis 1827, sur la nouvelle doctrine de la syphilis et le traitement antiphlogistique*, l'honorable confrère que je viens de nommer attaque mes propositions par des argumens que je reproduirai dans toute leur force, parce qu'ils ne sont que le résumé des objections que MM. *Jourdan*, *Richond*, *Desruelles* et *Devergie* lui-même, ont déjà faites contre les idées généralement reçues sur la syphilis. Je tâcherai de répondre à ces différentes objections, par des faits plutôt que par des citations d'auteurs : car il me serait trop facile de soutenir

(1) N^os de septembre, octobre, décembre 1829.

l'opinion que je défends, par l'autorité d'écrivains non moins recommandables que ceux que m'oppose mon critique.

PREMIÈRE PROPOSITION.

Que la syphilis soit ou non produite par un virus, elle n'en est pas moins une maladie contagieuse, spécifique, qui ne peut être considérée comme le résultat d'une inflammation ordinaire.

Cette proposition, qui me semble exprimer une vérité reconnue depuis plusieurs siècles, devait être l'objet principal de la critique de M. *Devergie*, puisqu'elle est tout-à-fait en opposition avec les idées de ceux qui, comme lui, ne voient dans la syphilis que le produit de l'irritation.

« Parce qu'une maladie est contagieuse, s'ensuit-il « qu'elle soit d'une nature spécifique, et qu'elle ne puisse « être renfermée dans le cadre de l'inflammation ordinai- « re ? La cause qui la produit lui imprime-t-elle un carac- « tère tellement constant, qu'on puisse toujours le recon- « naître à des signes certains ? Non, la syphilis n'a pas « plus que les autres maladies contagieuses, des carac- « tères tellement tranchés et distincts, qu'on ne puisse « confondre ces symptômes avec ceux produits par des « causes non-syphilitiques, etc. Existe-t-il des symptô- « mes inflammatoires et non-inflammatoires de la syphi- « lis ? ne retrouve-t-on pas, selon les diverses constitu- « tions, la nature et le nombre des tissus affectés, la « disposition des sujets, les quatre caractères de l'in- « flammation plus ou moins prononcés, rougeur, cha- « leur, tumeur et douleur ? les symptômes de la mala- « die vénérienne ne sont-ils pas le résultat de l'irrita- « tion, etc. ? Les symptômes syphilitiques sont, dit-on, « susceptibles de se reproduire sous d'autres formes, ce

« qui prouve qu'ils doivent naissance à une cause spéci-
« fique, pour ne pas dire au virus. Mais d'autres mala-
« dies revêtent aussi des formes variées, les affections
« scrofuleuses, scorbutiques, le rachitisme, etc., n'ont-
« ils pas aussi des symptômes secondaires différens de
« ceux qui ont débuté au fur et à mesure que l'irritation
« se prolonge à d'autres tissus? »

Enfin, M. *Devergie* ajoute : « Faut-il rejeter tous les
« travaux de nos devanciers sur le développement spon-
« tané de cette maladie, seule source de sa contagion. La
« gale, la variole, la rougeole, la scarlatine ne se déve-
« veloppent-elles pas spontanément? et cependant elles
« sont contagieuses, et quelques-unes peuvent s'inoculer. »

Telles sont les objections que fait M. *Devergie* contre la spécificité de la syphilis; examinons si elles ne sont pas plus spécieuses que solides.

Je ferai d'abord observer que ma proposition n'est point énoncée de manière à faire entendre que la syphilis est spécifique parce qu'elle est contagieuse. Mais quand bien même elle serait rédigée en ce sens, je ne pense point qu'elle en fût moins exacte. J'avouerai, en effet, qu'il m'est impossible de concevoir une maladie contagieuse sans reconnaître à cette même maladie un principe particulier spécifique quelconque. Ainsi la pustule maligne, qui sera sans doute pour M. *Devergie* un simple produit de l'inflammation, puisqu'elle en présente tous les caractères, et qui est éminemment contagieuse, ne reconnaît-elle pas pour cause, d'après les auteurs les plus recommandables, un principe spécifique, qui, pour être inconnu, n'en existe pas moins?

De ce que la syphilis ne se manifeste pas toujours par les mêmes symptômes, est-on en droit de conclure que cette maladie n'est point de nature spécifique? Je ne le pense pas; ne voyons-nous pas, en effet, la variole présenter des modifications tellement tranchées dans ses prodromes, son développement, l'aspect même de ses pustules, et dans sa terminaison, que souvent les praticiens les plus exercés ont été indécis à prononcer s'il existait une variole, une varioloïde ou une varicelle, affections qui sont certainement le résultat du même principe morbifique. Les pustules produites par l'inoculation du vaccin ont-elles toujours, et d'une manière invariable, tous les caractères que leur assignent les auteurs ? et, cependant, qui oserait nier l'existence d'un principe spécifique dans le développement de ces pustules ?

De ce qu'à l'aide de quelques agens extérieurs on peut produire des symptômes semblables à ceux de la syphilis, M. *Devergie* en conclut que cette dernière maladie n'a point un caractère qui lui soit propre. Cette conséquence me semble fausse. Tout le monde sait que la dilatation de la pupille, l'immobilité de l'iris sont les signes principaux de l'amaurose. Eh bien ! ne produit-on pas à volonté des amauroses artificielles, que l'on confondrait très-facilement avec celle qui est produite par la paralysie du nerf optique, si on ne les observait pas dans leur marche ? Que prouverait donc l'assertion de M. *Devergie*, si elle était rigoureusement vraie ? que nos tissus peuvent être semblablement affectés par des causes différentes.

Quoique les affections syphilitiques aient un cachet qui leur est propre (et nous devons le croire, puisque M. *Desruelles* en convient, comme nous le verrons plus bas), j'avoue, avec mon critique, que le diagnostic en est souvent difficile. Mais quelle est la maladie qui n'expose pas tous les jours les praticiens les plus consommés à des erreurs de diagnostic ? Ne voit-on pas les chirurgiens les plus recommandables prendre pour des hernies des abcès de l'aîne, *et vice versâ ?* se tromper sur l'existence ou la non-existence d'une pierre dans la vessie ? Que d'exemples de ces sortes d'erreurs ne pourrais-je pas citer si je les prenais dans la pathologie interne ! pourquoi donc ne verrait-on pas des médecins se tromper au premier coup d'œil, sur la nature d'une ulcération des parties génitales, de la gorge, d'un bubon, etc. ?

Que les affections scrophuleuses scorbutiques, que le rachitis aient des symptômes secondaires différens de ceux qui ont débuté au fur et à mesure que l'irritation se prolonge à d'autres tissus, cela prouverait-il, en supposant même que ces affections puissent être classées parmi les inflammations, ce que je suis loin d'admettre, que la syphilis n'est que le produit de l'irritation ? non, sans doute. Chez les scrophuleux, les scorbutiques, les rachitiques, il n'y a point d'interruption entre les symptômes primitifs et les symptômes secondaires. Il n'en est point de même de la syphilis ; celui qui en est atteint, peut, après avoir été guéri d'une affection primitive, voir se développer chez lui des symptômes secondaires, quoiqu'il ait joui pendant plusieurs mois, plusieurs années, de toute l'apparence de la meilleure santé.

On me demande s'il existe des symptômes inflammatoires et non-inflammatoires dans la syphilis. Je répondrai par l'affirmative : car si les symptômes primitifs en général, et quelques-uns des symptômes secondaires, se manifestent avec tous les caractères inflammatoires, il est une foule d'affections cutanées syphilitiques, dans lesquelles il n'existe aucun des caractères de l'inflammation. Mais, en supposant même que la syphilis se montrât toujours avec tous les signes de l'inflammation, ne serait-elle pour cela qu'une affection purement inflammatoire ? autant vaudrait alors ne voir dans la pustule maligne, dans les bubons de la peste, qu'une inflammation pure et simple, parce que ces affections présentent de la rougeur, de la chaleur, de la douleur et de la tuméfaction.

La syphilis s'est développée spontanément ; donc elle n'est point spécifique ; ainsi raisonne M. *Devergie*. Mais la rage n'est-elle pas une maladie spécifique? cependant elle se développe souvent spontanément. J'avoue que j'étais loin de penser que M. *Devergie* plaçait parmi les maladies qui sont contagieuses, mais non pour cela spécifiques, la variole. Je croyais qu'il n'y avait que M. *Desruelles* qui eût encore avancé une proposition aussi hardie (1). Pour moi, tant que la variole pourra s'inoculer, je la regarderai comme une maladie spécifique produite par un principe *sui generis.*

« Admettons même avec M. *Petit* (dit M. *Devergie* « en terminant ses objections à ma première proposi- « tion), qu'il y ait quelque chose de spécifique dans la « syphilis, à quoi aboutirait cette découverte? à établir « un traitement spécifique? ce serait une erreur que le « passage extrême du premier Mémoire de M. *Des-* « *ruelles*, 1827, réfute : *Quoique les maladies vénérien-* « *nes offrent un cachet qui leur est propre, leur nature est la* « *même pour toutes; elles sont produites par l'irritation.* »

Je ne pense pas qu'une maladie doive exiger un traitement spécifique, parce qu'elle-même est d'une nature spécifique : n'emploie-t-on pas, en effet, des moyens différens dans le traitement du zona, cette affection si singulière, et que tous les bons observateurs regardent comme spécifique? Si toute maladie spécifique exigeait un remède spécifique, pour être conséquent avec lui-même, M. *Devergie* devrait regarder comme telles les maladies contre lesquelles certains médicamens ont une action particulière et tout-à-fait spécifique.

(1) Ce passage est trop curieux pour n'être pas rapporté ici : « Est-il nécessaire d'admettre l'existence d'un virus pour se rendre raison de la contagion syphilitique? La variole, la rougeole, « la scarlatine, sont contagieuses, et cependant personne n'a imaginé un virus variolique morbilleux. » (*Mémoire sur le traitement sans mercure*, par DESRUELLES, 1827.)

DEUXIÈME PROPOSITION.

Si cette maladie ne reconnaissait pour cause qu'une inflammation, il s'en suivrait naturellement qu'elle se développerait plus fréquemment, qu'elle serait plus grave ou plus difficile à guérir chez les individus doués d'un tempérament sanguin, ce qui est loin d'être vrai ; car tous les praticiens s'accordent sur ce point, que la syphilis se contracte plus facilement, et que ses symptômes persistent d'autant plus long-temps que les individus qui se sont exposés à la contagion sont d'un tempérament plus nerveux, plus lymphatique, ou qu'ils sont plus faibles.

« La première partie de cette proposition est évidem-
« ment fausse. Les hommes d'un tempérament sanguin
« sont aussi exposés à contracter la maladie vénérienne
« que les sujets d'une autre constitution. Leurs mala-
« dies ont sans doute des caractères plus prononcés,
« *mais ne sont ni plus graves ni plus rebelles, car ils gué-*
« *rissent beaucoup plus facilement.* »

Oui, sans doute, les hommes d'un tempérament sanguin sont aussi exposés, mais non pas plus que ceux d'une autre constitution, aux affections vénériennes, ce qui devrait être, si elles étaient seulement inflammatoires, et M. *Devergie* reconnaît lui-même la vérité de cette partie de ma proposition, qu'il a annoncée être fausse, car il ajoute que les caractères de la syphilis, chez les sujets d'un tempérament sanguin, ne sont ni plus graves ni plus rebelles, puisqu'ils guérissent beaucoup plus facilement. J'ajouterai que c'est peut-être cette facilité avec laquelle guérissent les symptômes vénériens chez les hommes d'une bonne constitution, qui a porté les chirurgiens militaires presqu'exclusivement à accorder tant de confiance au traitement antiphlogistique pour la syphilis.

Quels sont, en effet, les vénériens traités aujourd'hui dans les hôpitaux militaires? la plupart sont des hommes dans la force de l'âge, et surtout doués d'une bonne constitution, puisqu'ils ont été jugés aptes au service; d'un autre côté les soldats affectés se présentent presqu'aussitôt l'infection, pour se faire traiter, ne pouvant l'être dans leurs régimens; de-là vient qu'il y a dans les salles des vénériens du Val-de-Grâce tant de symptômes primitifs, et si peu d'affections vraiment constitutionnelles. C'est donc à la réunion de toutes ces circonstances, qu'on doit, je pense, attribuer tous les succès qu'on a dit avoir été obtenus au Val-de-Grâce et dans d'autres hôpitaux militaires, par le traitement antiphlogistique, qui est loin de réussir de la même manière dans les hôpitaux civils, où on a à traiter des individus de tout âge, de tout sexe, de toute constitution, parmi lesquels se trouvent beaucoup d'indigens, qui ne se décident souvent à entrer dans les hôpitaux que quand le mal a fait d'affreux ravages, et qu'ils sont épuisés autant par la misère que par la maladie.

Selon M. *Devergie*, l'observation journalière prouve que plus nos tissus sont doués de sensibilité et reçoivent de sang, plus ils sont disposés à contracter des irritations, et par conséquent plus ils peuvent devenir le siége d'accidens vénériens; il appuie sa proposition de l'autorité de M. *Desruelles*, qui a fait remarquer, dans son dernier Mémoire publié en 1828, que, sur treize cent douze vénériens, il a trouvé le tissu muqueux malade huit cent huit fois; le cutané, sept cent soixante-quatre; le ganglionnaire, quatre cent dix-sept; le fibreux, trente-deux; l'osseux, quatre (1).

D'un fait très-vrai en lui-même, M. *Devergie* ne tire-

(1) Ce nombre dépasse celui de treize cent douze, parce que le même malade pouvait avoir en même temps plusieurs tissus affectés.

t-il pas une conséquence tout-à-fait inexacte ? Quand l'observation journalière ne le montrerait pas, le raisonnement ne devrait-il pas porter à penser que les muqueuses doivent être nécessairement celles de toutes les parties qui sont le plus souvent affectées ; et cela ne dépend nullement de leur texture, mais bien de leur position. En effet, que la syphilis se contracte par les organes génitaux dans le commerce des sexes, par la bouche à la suite d'un baiser, ou par l'anus, dans tous ces cas c'est toujours une muqueuse qui est exposée à la contagion, soit que la maladie dépende d'un principe spécifique, soit qu'elle ne reconnaisse pour cause qu'une simple irritation. Si la fréquence des affections des membranes muqueuses tenait à leur état vasculaire seulement, nous devrions voir fréquemment la conjonction primitivement affectée chez les adultes, ce qui n'est point, parce qu'elle est celle de toutes les muqueuses qui chez eux est le moins exposée à la contagion, tandis que les ophthalmies sont si communes chez les enfans dont les mères, à l'époque de l'accouchement, présentent des symptômes de syphilis aux parties génitales.

Si la première partie de ma proposition a paru fausse à M. *Devergie*, il trouve la seconde inexacte, et propose, pour la rectifier, d'ajouter aux causes qui disposent à la contagion de la syphilis, et qui rendent cette maladie plus rebelle et plus difficile à guérir, *la prédisposition aux irritations organiques*, etc. Ne voulant point m'arrêter à discuter sur des mots, je me contenterai de faire observer que l'addition demandée n'ajouterait rien à l'exactitude de ma proposition.

TROISIÈME PROPOSITION.

Comment concevoir une inflammation qui, sans cause spécifique, produit une sécrétion morbide au moyen de laquelle elle se communique par contact médiat ou immédiat de la partie malade avec une surface saine?

« Cette proposition, dit M. *Devergie*, fait tort aux « connaissances que son auteur a dû acquérir dans ses « études physiologiques et médicales; c'est sans doute « par erreur qu'elle est échappée à sa plume. Il doit « savoir que la contagion s'explique facilement, sans « que l'on soit forcé d'admettre une cause spécifique, « et que les émanations des surfaces muqueuses en-« flammées ou ulcérées, ou bien les muscosités mêmes « qui en découlent, sont susceptibles d'engendrer, dans « beaucoup de cas, chez les personnes soumises à leur « contact, une irritation pareille à celle qui lui a donné « naissance. Ne voit-on pas chaque jour se développer « de cette manière un coryza violent, des ophthalmies « intenses, des dyssenteries dangereuses, des inflamma-« tions vives des lèvres, des aphthes nombreux, des « angines mortelles? A-t-on admis, pour l'explication « de ces phénomènes morbides et contagieux, des causes « spécifiques, ophthalmiques, etc.? Non. »

Je suis loin sans doute d'avoir acquis toutes les connaissances médicales et physiologiques de notre honorable confrère, aussi avouerai-je franchement que ce n'est point par erreur que cette proposition est échappée à ma plume; et, je le répète, il m'est encore difficile, malgré les argumens que l'on m'oppose, de concevoir une maladie qui, au moyen de la sécrétion qu'elle produit, puisse se communiquer par contact médiat ou immédiat, sans reconnaître à cette maladie un principe qui lui soit propre. Que M. *Devergie* et ceux qui partagent son opinion, aient vu fréquemment des coryza contagieux, je ne nierai pas le fait; mais qu'il me soit permis d'en douter. Je n'en trouve, en effet, qu'une seule observation dans les auteurs, et c'est M. *Richond* qui nous la fournit. Il raconte très-sérieusement (1) qu'une dame ayant embrassé son mari qui avait un coryza violent, éprouva peu de temps après un sentiment de prurit et de cuisson dans l'extrémité des narines, et fut affectée bientôt après d'un coryza et d'une phlegmasie de la lèvre supérieure. Jusqu'à ce que des faits plus nombreux, et surtout plus concluans, viennent étayer l'opinion contraire, je continuerai à considérer le coryza comme une affection qui peut régner endémiquement comme l'ophthalmie, mais comme non-contagieux, ainsi que cette dernière maladie, à moins que le virus syphilitique ou tout autre n'en soit la cause (2).

Si les angines contagieuses, dont parle M. *Devergie*, ne reconnaissaient pour cause que l'inflammation, pourquoi présenteraient-elles des caractères tout-à-fait différens de celles qui ne sont point contagieuses, et qui, heureusement, sont les plus communes? Ainsi, pour n'en citer qu'un exemple, pourquoi, dans le diphthérite, récemment décrit avec soin par M. *Bretonneau*, trouve-t-on des productions membraneuses accidentelles ayant un aspect particulier au fond du pharynx et sur les amygdales? On m'objectera peut-être que ces fausses membranes sont le produit de l'inflammation. Mais pourquoi alors, dans l'angine ordinaire, lorsque les symptômes inflammatoires sont portés au plus haut degré, que la membrane pharyngienne est très-tuméfiée, que les amygdales ont acquis un tel volume qu'elles bouchent l'isme du gosier, pourquoi, dis-je, n'aperçoit-on pas dans ce cas ses productions morbides? Si on considère en outre que les saignées locales et générales, loin de produire d'heureux effets, comme dans l'angine ordinaire,

(1) Page 63 de la non-existence du virus vénérien.

(2) On a vu des ophthlamies purement contagieuses, mais ce sont des cas exceptionnels.

ne font souvent qu'aggraver le mal dans le diphthérite, on sera forcé de convenir que dans cette dernière maladie il y a autre chose que de l'inflammation; et je suis porté à croire qu'il en est ainsi de la plupart des maladies contagieuses; car, si la contagion n'était produite que par l'inflammation parvenue à un certain degré, on trouverait beaucoup de plaies, beaucoup d'ulcères contagieux, ce qui est tout-à-fait contraire à l'observation.

QUATRIÈME PROPOSITION.

Les éruptions cutanées qui surviennent chez les vénériens ont un aspcet tout différent de celui des autres maladies de la peau qui surviennent chez les personnes saines d'ailleurs, à la suite de l'inflammation de l'estomac, du tube digestif, ou de toute autre cause : cette seule circonstance suffirait pour prouver qu'il existe une spécificité dans cette maladie.

« Il est certain que des taches, des pustules, des dar-
« tres, peuvent se montrer comme accidens consécutifs
« de la syphilis, mais dire qu'elles ont un aspect tout
« différent n'est point exact. C'est, au contraire, un
« des signes les plus obscurs, non-seulement dans les
« auteurs, mais encore au lit du malade. J'affirme
« qu'il est souvent difficile de distinguer celles qui dé-
« pendent de la syphilis; et M. *Petit* aurait rendu un
« grand service, en indiquant les signes sur lesquels il
« fonde sa proposition. Est-ce parce qu'il les a vu guérir
« par le mercure? Mais c'est mal à propos. Dans l'hôpital
« où il a observé pendant trois ans cette maladie, on a
« guéri beaucoup de pustules sans traitement mercuriel. »

Ici les objections sont faibles; et en admettant, comme symptômes consécutifs de la syphilis, les taches, les pustules, etc., on reconnaît déjà tacitement que cette maladie a un caractère qui n'appartient qu'à elle seule. Si, en effet, les symptômes primitifs n'étaient produits, comme le prétend M. *Jourdan*, que par l'irritation, comment expliquer l'apparition des symptômes consécutifs? Sera-ce par la persistance d'un faible degré d'irritation dans la partie primitivement phlogosée, par les rapports sympathiques qui existent entre tous les organes, et plus particulièrement entre quelques-uns d'entre eux? Enfin, les symptômes consécutifs sont-ils, dans l'immense majorité des cas, le résultat d'une irritation directe, portée, par une cause accidentelle quelconque, sur la partie qui en devient le siége, ou de la prédisposition qu'avait cette partie à s'irriter, comme le veut le même auteur?

Je ne puis admettre toutes les causes qu'allègue, au développement de la syphilis secondaire, l'auteur que je viens de citer, parce que l'observation journalière s'y refuse. Ainsi, un homme dans la force de l'âge contracte un chancre qui, après un traitement quelconque, se cicatrise solidement: pendant un an, dix-huit mois, il jouit d'une excellente santé, lorsque tout à coup des symptômes secondaires se développent sur l'enveloppe tégumentaire. Ici l'irritation causée primitivement par le chancre sera donc restée cachée pendant tout l'espace de temps qui a séparé l'apparition du chancre et celle des symptômes secondaires; et les sympathies morbides, que l'on suppose exister entre les organes génitaux et la peau, n'auront commencé à agir que long-temps après que ces derniers n'auront plus présenté aucune altération? Avouons-le franchement, ceux qui admettent qu'une irritation peut persister à un faible degré pendant plusieurs mois, dans un organe primitivement phlogosé, pour reparaître plusieurs mois plus tard à l'aide des sympathies morbides, sur des organes éloignés, sont-ils plus raisonnables qu'*Astruc* qu'ils ont tant critiqué pour sa théorie du virus?

Il est certain qu'une irritation directe portée sur une

partie, peut donner lieu au développement de symptômes secondaires; mais ici l'irritation n'est qu'une cause déterminante, car, s'il en était autrement, il s'en suivrait que sur deux sujets soumis à la même cause, et dont un seulement aurait eu des symptômes primitifs, on devrait voir apparaître les mêmes symptômes chez tous les deux, ce qui est démenti par les faits.

Expliquera-t-on d'une manière satisfaisante les affections secondaires par les prédispositions morbides? Je ne le pense pas, et, pour moi, ce mot est à peu près vide de sens; je crois que ceux qui, comme le critique auquel je réponds, ne voient rien de spécifique dans la syphilis, auraient été beaucoup plus conséquens avec eux-mêmes, si, comme un auteur moderne (1), ils eussent déclaré tous les symptômes consécutifs indépendans des symptômes primitifs.

J'avoue que les descriptions qu'ont données des éruptions vénériennes les écrivains syphiliographes, sont très-obscures; j'ajouterai même qu'avant le commencement de ce siècle, je ne sache pas qu'aucun auteur ait cherché à tracer un tableau bien exact des pustules nombreuses qui sont du domaine de la syphilis, et surtout à les différencier des autres affections cutanées. Il ne pouvait en être autrement, car il n'existait alors aucune classification des maladies de la peau, et les médecins, privés d'établissemens qui leur permissent, comme aujourd'hui, de comparer entre elles ces affections si variées, ne pouvaient indiquer dans leurs ouvrages les signes différentiels qui les distinguent entre elles. Mais depuis que des établissemens ont été uniquement consacrés au traitement des maladies de la peau, la science de l'observation a fait de grands progrès, et les syphilides sont mieux con-

(1) Dubled. Exposition de la nouvelle doctrine sur la maladie vénérienne, 1829.

nues. Nous en possédons une description fort exacte dans l'ouvrage de MM. *Casenave* et *Shedel*, qui n'ont fait que transcrire les excellentes leçons cliniques de M. le docteur *Biet* sur cette matière. Que ceux qui nient la possibilité de distinguer les syphilides des autres éruptions cutanées, se donnent la peine de jeter un coup d'œil sur ces descriptions, qu'ils en fassent, comme je l'ai fait moi-même, l'application au lit du malade, dans les salles de l'hôpital Saint-Louis, et ils verront qu'il n'est pas pour ainsi dire une seule éruption syphilitique qui n'ait des caractères tranchés qui la distingue de toutes les éruptions de nature différente.

M. *Devergie* a tort de m'accuser de regarder certaines pustules comme vénériennes, parce qu'elles guérissent par le mercure, car, pour moi, ce médicament n'est point un spécifique; et je crois avoir clairement exprimé cette idée, quand j'ai dit, dans ma vingt-troisième proposition, qu'il ne faudrait pas le regarder comme un spécifique, car, pour que cela fût, il faudrait nécessairement qu'il fît toujours, et sans retour, disparaître le mal contre lequel on l'emploie: or, il n'en est pas ainsi, car il est une foule de cas où il échoue; et il arrive encore assez fréquemment que des symptômes consécutifs apparaissent après la guérison d'un chancre, d'un bubon, qui avaient été guéris sous l'influence d'un traitement mercuriel.

M. *Devergie* adopte l'opinion de M. *Richond*, qui attribue à l'inflammation chronique du derme et du tissu aréolaire de la peau, les éruptions vénériennes de cette membrane; la coloration rougeâtre cuivreuse qu'elles présentent, au séjour du sang dans les parties malades, et l'intensité plus ou moins forte de cette couleur, au degré plus ou moins grand de la phlegmasie; leur forme, selon le même auteur, est due à l'organisation de la peau, et elle varie dans les différentes parties du corps.

Leur marche est en rapport avec l'excitabilité de la peau; enfin, pour ne rien laisser sans explication, dans le cas où ces pustules se développent sans causes connues, ces Messieurs les attribuent à quelqu'irritation viscérale.

A toutes ces explications théoriques ne pourrait-on pas opposer les objections suivantes, qui sont basées sur l'observation?

Si les éruptions cutanées syphilitiques sont dues à une phlegmasie chronique de la peau, comment expliquera-t-on l'apparition subite d'une foule de pustules lenticulaires à la suite d'un bain de vapeur, soit que le malade soit traité par le mercure ou les antiphlogistiques, pour un symptôme primitif quelconque? Si la coloration cuivreuse est produite par le séjour du sang dans les parties malades, il s'en suit que ce phénomène devrait s'observer dans la variole, la scarlatine, la rougeole. Eh bien! dans ces maladies, que l'on peut observer tous les jours, a-t-on jamais vu la peau prendre une couleur cuivreuse, et des taches de même couleur succéder aux pustules et aux vésicules, quand elles sont tombées en desquamation? Dans les cas que je viens de citer, la couleur cuivreuse devrait cependant être très-intense, car, dans ces affections, la phlegmasie de la peau est portée à un très-haut degré. Est-il plus exact de dire que la forme des pustules dépend de l'organisation de la peau, et qu'elle varie dans les différentes parties du corps? Non, sans doute, car les différentes pustules peuvent se développer sur toutes les parties du corps, et alors elles n'offrent point de formes variées. Ainsi la pustule croûteuse, qui a ordinairement son siége sur le dos, sur les bras, apparaît souvent à la face, et alors sa forme est la même, et elle ne varie pas dans sa terminaison. La marche des syphilides n'est pas non plus en rapport avec l'excitabilité de la peau. Chez les vieillards, en effet, dont l'enveloppe tégumentaire fait mal ses fonctions, et est peu excitable, on voit cependant des affections très-graves de cet organe, et qui sont très-difficiles à guérir. Enfin, si elles dépendent d'une irritation viscérale, pourquoi ne les voit-on pas apparaître quelquefois à la suite des nombreuses gastrites et gastro-entérites que nous sommes tous les jours à portée d'observer dans la pratique?

J'exposerai plus tard les propositions 5, 6, 7, 8, 9, 21 et 22, et en même temps la critique qui en a été faite. Je passe de suite à la dixième proposition.

DIXIÈME PROPOSITION.

Si on en excepte la blennorrhagie, tous les symptômes regardés comme primitifs peuvent n'être que consécutifs; tels sont les bubons, les chancres, les pustules muqueuses.

J'avoue que je n'ai pas compris cette proposition, écrit naïvement M. *Devergie*, et qu'elle est en opposition complète avec toutes les idées émises par les praticiens.

Je suis fâché de n'avoir pas été plus clair; mais il me semble qu'ici mon critique raisonne d'une manière singulière; car, pour juger d'une chose, il faut la comprendre. M. *Devergie* avoue qu'il n'a point compris ma proposition, et cependant il la déclare en opposition complète avec toutes les idées émises par les praticiens.

Je vais donc expliquer ma pensée; et quand on m'aura compris, on sera peut-être de mon avis.

Comme tous les médecins qui ont étudié la syphilis, je reconnais pour symptômes primitifs de cette maladie, la blennorrhagie, l'inflammation du gland et du prépuce, le chancre, le bubon et la pustule muqueuse (1). Eh bien! je crois que tous ces symptômes, qui sont primi-

(1) Je ne saurais admettre comme symptômes primitifs, à l'exemple de M. *Devergie*, le gonflement des testicules, et l'inflammation de la vaginale comme affections primitives.

tifs, peuvent, dans plusieurs cas, à l'exception de la blennorrhagie, n'être que consécutifs. Ainsi le bubon est fréquemment secondaire à un écoulement par l'urètre à un chancre, le chancre à une inflammation du prépuce ou du gland, les pustules muqueuses à un écoulement, surtout chez les femmes, tandis que la blennorrhagie survient très-rarement comme symptôme secondaire, après un chancre, un bubon ou des pustules muqueuses.

ONZIÈME PROPOSITION.

De tous les symptômes primitifs, le plus difficile à guérir est celui de tous qui est le plus souvent suivi d'une affection constitutionnelle, *surtout chez la femme*; c'est là blennorrhagie.

M. *Devergie* convient que la blennorrhagie est assez difficile à guérir en ville, et chez les malades qui ne peuvent s'assujettir à garder le repos, ni s'astreindre à un régime convenable. Il avoue que chaque jour on éprouve plus d'un obstacle pour tarir les écoulemens, mais il pense qu'on y parvient assez vite, assez sûrement, chez les malades qu'on tient au repos et à un régime convenable. Selon lui, il n'est pas juste de dire que la blennorrhagie est celui de tous les symptômes qui est le plus souvent suivi d'une affection constitutionnelle.

Avant d'avancer cette proposition, que je savais être en opposition avec toutes les idées reçues sur la blennorrhagie, j'y avais long-temps réfléchi : aussi puis-je assurer qu'elle est en grande partie fondée sur des faits, et les faits, pour moi, valent toutes les théories du monde.

J'ai dit que la blennorrhagie est, de tous les symptômes primitifs, le plus difficile à guérir : cette partie de ma proposition est rigoureusement vraie. Voit-on, en effet, résister les chancres, les bubons, à un traitement quel qu'il soit, aussi long-temps que ces écoulemens intarissables qui durent des mois, des années, et qui font le désespoir des malades et des médecins?

Et que l'on n'attribue pas ici l'insuccès du traitement à l'indocilité du malade, qui n'aura point observé un repos et un régime convenables! car n'arrive-t-il pas souvent, même dans les hôpitaux, où les malades sont soumis à une sévère discipline, et par conséquent où on leur fait garder un repos absolu et une diète qui pourrait paraître même outrée, que des écoulemens ne disparaissent que du quarantième au cinquantième jour, pour reparaître ensuite avec la même intensité sous l'influence de la plus légère cause d'excitation, soit locale, soit générale? Ce que je dis des écoulemens arrive fréquemment chez l'homme, et toujours, ou presque toujours, chez la femme. Je puis assurer avoir observé dans un espace de temps assez court, à l'hôpital des vénériens, plus de deux cents femmes affectées d'écoulemens simples ou accompagnés d'autres symptômes primitifs, et sur lesquelles l'écoulement a résisté à toute espèce de traitement, tandis que les chancres, les bubons, etc., cédaient plus ou moins promptement aux moyens qu'on leur opposait. Cependant les malades étaient soumises à un régime peu abondant, et gardaient le repos. Je dirai même, sans crainte d'être démenti, que c'est à peine s'il sort des salles de l'hôpital des vénériens, une femme sur trois véritablement guérie de l'écoulement pour lequel elle y est entrée. Et souvent, dans le monde, ce sont ces malheureuses, qui, ne croyant plus avoir que des flueurs blanches, parce que l'écoulement blennorrhagique est devenu moins abondant et moins épais, communiquent des écoulemens syphilitiques, que des médecins qu'on pourrait peut-être taxer d'une grande crédulité, regardent comme un effet tout naturel de l'excitation produite par le coït.

Je passe à la seconde partie de ma proposition, dont M. *Devergie* cherche à prouver l'inexactitude par le raisonnement suivant :

« Les faits prouvent le contraire, et le raisonnement « le confirme. La gravité de la syphilis réside dans l'in- « tensité des symptômes, dans la constitution du sujet, « dans la disposition organique, et surtout dans le plus « ou moins grand nombre de tissus affectés. Or, toute « chose égale d'ailleurs, l'ulcération des membranes doit « avoir des suites plus à craindre que l'écoulement qui « résulte de la phlegmasie seule de la muqueuse, en « éveillant des sympathies plus nombreuses, à moins que « la suppression de l'écoulement muqueux n'ait été pro- « voquée par des injections astringentes, dans le période « inflammatoire. »

Les faits, puisqu'il les invoque, ne s'accordent pas constamment avec les idées émises par mon critique, car la gravité de la syphilis ne dépend pas toujours de l'intensité des symptômes, et s'il regarde un bubon phlegmoneux comme plus difficile à guérir, et surtout comme pouvant être suivi plus souvent d'une affection secondaire qu'un bubon indolent, je crois qu'il est dans l'erreur ; je pense que ce qui constitue surtout la gravité de la syphilis, c'est la constitution du sujet qui en est atteint, beaucoup plus encore que le plus ou moins grand nombre de tissus affectés : car, combien d'individus ont eu des affections secondaires à la suite de l'apparition d'un écoulement, d'un chancre ou d'un bubon, tandis que d'autres n'ont jamais rien éprouvé de semblable, quoiqu'ils aient présenté dans le principe ces trois symptômes réunis ! Il est vrai que l'ulcération d'une membrane muqueuse est toujours plus à craindre que l'écoulement qui résulte de la phlegmasie de cette muqueuse, si on ne considère ces deux maladies que sous le rapport

j'en possède moi-même un grand nombre, je ne puis assurer que la partie de ma proposition qui a rapport à ce point de doctrine, soit rigoureusement vraie, parce qu'il arrive beaucoup plus fréquemment chez l'homme que chez la femme, que l'écoulement est accompagné d'un chancre ou d'un bubon; et dans ce cas, s'il survient une affection générale, il est impossible de décider de quel symptôme primitif elle est dépendante.

TREIZIÈME PROPOSITION.

La masturbation, les excès avec une femme saine, quand bien même elle aurait des flueurs blanches ou des menstrues, ne peuvent *généralement* être considérés comme une cause de blennorrhagie chez l'homme, à moins que celui-ci n'eût primitivement, à une époque plus ou moins éloignée, contracté une gonorrhée, car alors la membrane urétrale a une prédisposition à s'enflammer plutôt que chez tout autre, et, par suite, à fournir un écoulement qui peut devenir contagieux, quoique contracté avec une femme bien portante.

« Comment M. *Petit* a-t-il pu écrire une hérésie mé-« dicale aussi grave? s'écrie M. *Devergie;* ou il n'a traité « aucun homme atteint d'urétrite aiguë ou chronique, « ou il a négligé d'interroger ceux qui sont venus ré-« clamer ses soins, car il n'eût pas manqué d'apprendre « ce qui est actuellement prouvé par l'évidence. S'il s'é-« tait occupé tant soit peu des auteurs dont les théo-« ries brillantes l'avaient un instant séduit, il eût trouvé « des preuves irrécusables de la fausseté de sa propo-« sition. »

Si M. *Devergie* eût mieux compris le sens de ma proposition, il ne m'aurait pas, je crois, accusé aussi légèrement d'hérésie médicale. Je suis loin de nier en effet l'existence des blennorrhagies produites par la masturbation, par l'excès du coït, par les flueurs blanches, les menstrues, le rhumatisme, etc.? Mais je soutiens que ces blennorrhagies sont beaucoup plus rares que celle qui est produite par l'affection vénérienne, et surtout beaucoup moins contagieuses. J'ai donc été naturellement porté à avancer que les autres causes ne pouvaient être considérées généralement comme produisant cette maladie. En d'autres termes : je crois que les écoulemens qui se manifestent à la suite de la masturbation, des excès dans le coït, de la fréquentation de femmes ayant des flueurs blanches ou leurs règles, chez un individu qui n'aura jamais eu primitivement un écoulement vénérien, peuvent être considérés comme des cas exceptionnels, tandis qu'on peut regarder comme très-ordinaires ceux qui surviennent chez les hommes qui se sont livrés à des femmes atteintes de blennorrhagies syphilitiques. Combien ne pourrait-on pas citer d'individus qui se sont livrés à la masturbation ou aux excès du coït, au point de détériorer leur santé et de se conduire même au tombeau, sans jamais avoir éprouvé d'écoulement? Pourrait-on en dire autant de ceux qui fréquentent les mauvais lieux, et qui ont commerce avec des femmes suspectes? Non, certainement, et si M. *Devergie* pense véritablement que les flueurs blanches occasionent plus souvent la blennorrhagie chez l'homme, et que par conséquent elles sont plus contagieuses que les écoulemens suspects, pour ne pas dire vénériens, comme il semble vouloir le prouver dans le tableau suivant qu'il m'oppose pour achever de me convaincre d'hérésie, je suis bien loin de partager son opinion, et je ne crains pas d'avancer que beaucoup d'autres penseront comme moi, après avoir examiné ses chiffres, qui sont loin d'être exacts, ainsi que je le prouverai tout à l'heure.

Balanites et urétrites traitées au Val-de-Grâce, et surtout en ville, par la méthode simple (sans mercure), *de* 1815 *à juillet* 1829.

Balanites..................	6		
Urétrites légères............	13		
Urétrites aiguës simples....	114	6	De bubons, de chancres, d'irritations viscérales, de phymosis, etc.
Urétrites aiguës compliquées	21	3	
Urétrites chroniques simples.	19		
Urétrites compliquées......	15	...	De rétrécissement de gastro-cutérales.
	188	9	
Total général...	197		

Balanites et urétrites contractées avec des

Femmes suspectes.........	51		
Femmes mariées......... Filles non-suspectes.......	140 ayant	fleurs blanches. . leurs menstrues. .	95 45
Femmes enceintes.........	6		

Ainsi M. *Devergie* a traité, de 1815 à juillet 1829, cent quatre-vingt-huit hommes atteints de balanites, ou d'urétrites simples ou compliquées.

Sur ce nombre d'affections :

51 ont été contractées avec des femmes suspectes ;
140 avec des femmes mariées et filles non-suspectes, mais ayant des flueurs blanches ou leurs menstrues ;
6 avec des femmes enceintes, ce qui donne pour total
197

Ici il y a une erreur matérielle dans les chiffres, puisque ce dernier nombre 197 surpasse de 9 celui de 188 qui indique plus haut la quantité de balanites et d'urétrites traitées chez les hommes.

Mais en supposant même que les chiffres de M. *Devergie* fussent exacts, quel est le praticien qui admettra que sur cent quatre-vingt-onze urétrites (je retranche ici le nombre des balanites, qui n'est que de six), cinquante-et-une seulement ont été contractées avec des femmes suspectes, ce qui donne moins de un sur trois, tandis que sur le même nombre de cent quatre-vingt-onze, cent quarante-six seront dues à un commerce avec des filles non-suspectes, des femmes mariées ayant leurs menstrues, ou des flueurs blanches, ou étant enceintes, ce qui donne environ sept sur dix. Et c'est après un tableau aussi exagéré, que M. *Devergie* me demande :

« Que devient ici la spécificité? La maladie a été con-
« tagieuse, communiquée à d'autres personnes saines,
« a développé d'autres symptômes vénériens, et cepen-
« dant primitivement contractée avec des femmes saines
« et qui n'avaient jamais eu le moindre symptôme de
« la maladie vénérienne !!! »

Que prouve donc ce tableau contre la spécificité de la syphilis? Rien, absolument rien; car, qui nous autorisera à regarder comme non-suspectes les femmes et les filles qu'on qualifie de la sorte, surtout quand la plupart des cas d'urétrites que M. *Devergie* a traitées ont du être observés sur des militaires? Ne sait-on pas que les femmes qu'ils fréquentent sont ordinairement plus que suspectes? Mais, en supposant même qu'il ait recueilli toutes les observations dans sa pratique civile, qu'il ait examiné attentivement les quatre-vingt-quinze malades aux flueurs blanches, n'aurait-il pas pu se tromper sur la nature de l'écoulement, puisqu'il prétend, avec raison, que rien ne peut distinguer la leucorrhée de l'écoulement syphilitique chez la femme?

Jusqu'à ce qu'on me produise de meilleures preuves, je regarderai donc les urétrites contractées avec des femmes ayant des flueurs blanches, comme extrêmement rares; car je connais beaucoup d'hommes mariés, dont les femmes affectées de flueurs blanches ne leur ont jamais communiqué d'écoulement. Mon opinion à cet égard ne diffère pas de celle de beaucoup de praticiens distingués, et se trouve conforme à celle de *Peyrilhe* (pag. 30), qu'on ne peut accuser de voir la vérole partout, et qui cependant s'exprime ainsi :

« On sera sans doute surpris de voir associer les flueurs « blanches aux maladies qui composent le domaine des « remèdes anti-vénériens. Ce serait, en effet, une asso- « ciation étrange, si j'entendais parler des flueurs blan- « ches exemptes de tout soupçon de virus; mais il en « est moins qu'on ne pense de cette espèce, surtout « dans la capitale : parmi le très-grand nombre qu'on « confie à nos soins, *la plupart ont un caractère suspect « et douteux.* »

J'ai dit, dans ma proposition, que chez celui qui, à une époque plus ou moins éloignée, a contracté une gonorrhée, la membrane urétrale a une prédisposition à s'enflammer plutôt que chez tout autre, et par suite, à fournir un écoulement qui peut devenir contagieux, quoique contracté avec une femme bien portante.

Que cette partie de ma proposition semble *curieuse* à M. *Devergie*, cela est possible; mais beaucoup de mes lecteurs la trouveront exacte et conforme à l'observation. Que mon critique, qui m'accuse de tant de légèreté dans l'examen des malades, interroge avec soin les nombreux individus qu'il traite d'urétrites contractées avec des *femmes non-suspectes*, et il apprendra que la plupart d'entre eux avaient eu primitivement des blennorrhagies virulentes qui, mal traitées ou négligées, ont reparu sous l'influence d'une excitation nouvelle. En ajoutant que ces écoulemens sont bien plus souvent contagieux que ceux produits par la masturbation, les excès avec les femmes saines, ou ayant des flueurs blanches ou leurs menstrues, chez des hommes vierges de toute maladie vénérienne, je ne crois rien dire d'opposé à ce que l'histoire nous a transmis sur les écoulemens, et à ce que nous apprend l'expérience journalière.

femmes saines, ou ayant des flueurs blanches ou leurs menstrues, chez des hommes vierges de toute maladie vénérienne, je ne crois rien dire d'opposé à ce que l'histoire nous a transmis sur les écoulemens, et à ce que nous apprend l'expérience journalière.

QUINZIÈME PROPOSITION.

Les vénériens sont les seuls malades chez lesquels les piqûres de sangsues venant à s'enflammer, donnent naissance à des ulcérations chancreuses, souvent plus difficiles et plus longues à guérir que le symptôme qui avait nécessité une saignée locale. Ce fait, observé par tous ceux qui ont l'occasion de voir beaucoup de vénériens, ne prouve-t-il pas qu'il existe chez ces malheureux une disposition particulière?

M. *Devergie* trouve dans cette proposition l'expression d'une erreur grave. Néanmoins il convient qu'il a vu survenir *quelquefois* les ulcérations dont je parle, chez les vénériens atteints de symptômes inflammatoires graves, soit qu'on applique les sangsues au périnée, sur le prépuce enflammé, sur des adénites presque parvenues à la suppuration, ou au pourtour de bubons ulcérés; mais, en général, ces faits sont rares selon lui, et il ne les a observés que sur des individus lymphatiques scrophuleux, ou d'une constitution altérée par des fatigues, ou surexcités par des excès ou par des préparations mercurielles à haute dose. M. *Devergie* assure que les vénériens ne sont point du reste les seuls malades sur lesquels on remarque de semblables phénomènes morbides. Il prétend les avoir vus survenir dans d'autres maladies inflammatoires chez les personnes nerveuses et délicates, douées d'une constitution éminemment lymphatique, quelquefois chez les sujets strumeux ou bien chez les sanguins, quand la peau est surexcitée à un degré que nous ne pouvons toujours apprécier, ou bien encore dans les affections cancéreuses déjà parvenues à un haut degré de développement.

Je suis loin de penser, comme mon critique, que les ulcérations chancreuses, suite des piqûres de sangsues, soient un phénomène rare chez les vénériens. Je le considère au contraire comme assez fréquent, et ce qui le prouve, c'est le soin que l'on met au Val-de-Grâce à appliquer les sangsues dans les ulcères mêmes, plutôt qu'à leur pourtour, pour éviter les accidens de ce genre. D'un autre côté, s'il est vrai que les vénériens doués d'un tempérament lymphatique ou scrophuleux sont plus que les autres exposés à ces ulcérations, elles peuvent cependant se remarquer aussi chez ceux qui n'offrent aucune complication fâcheuse. Il faut aussi avoir juré une haine mortelle au mercure, pour regarder comme cause de ces ulcérations une surexcitation de tout le système par l'usage des préparations mercurielles; car, dans la plupart des cas que j'ai observés, les malades n'avaient pas encore pris de mercure, et c'est sous l'influence d'un traitement de ce genre que ces ulcérations se sont cicatrisées. Ce qui tendrait aussi à prouver que le mercure ne peut être pour rien dans la production du phénomène qui nous occupe, c'est que chez les femmes atteintes de péritonite puerpérale que l'on traite par les frictions mercurielles après avoir inutilement employé les sangsues, on n'a jamais vu les piqûres de ces dernières se transformer en véritables ulcères.

Quand M. *Devergie* prétend que les vénériens ne sont pas les seuls malades chez lesquels se remarquent de semblables phénomènes morbides, je crois qu'il est dans l'erreur. J'ai parcouru bien souvent les salles des différens hôpitaux de la capitale, et jamais je n'ai rencontré les ulcérations dont je parle que dans les salles des vénériens, chez les sujets lymphatiques. Il arrive souvent et assez fréquemment, mais surtout quand l'application a été faite à l'une des mallioles chez les jeunes filles, que les petites plaies s'enflamment, que leurs bords, au lieu de se rapprocher, se tiennent légèrement écartés, et qu'il en découle une espèce de sérosité. Mais jamais, dans ce cas-là ni dans d'autres, on ne voit survenir de ces ulcérations en tout semblables à des chancres vénériens; jamais aussi elles ne sont aussi lentes à se cicatriser, et se guérissent sous l'influence des moyens les plus simples. Chez les vénériens, au contraire, ces ulcérations sont tenaces, tendent toujours à s'agrandir, et persistent quelquefois plusieurs mois, quel que soit le traitement local employé, tandis qu'elles cèdent au traitement général qu'on fait subir au malade pour la guérison des symptômes qui avaient nécessité l'application des sangsues. Je me rappelle avoir vu l'année dernière, à l'hôpital des vénériens, un malheureux qui fut retenu plus de cinq mois dans les salles, pour de semblables ulcérations.

Mais, en supposant même que les piqûres de sangsues s'ulcèrent fréquemment dans d'autres maladies, cela ne prouverait nullement que ma proposition est fausse, à moins qu'on ne démontre par des faits que ces ulcérations sont en tout semblables à celles qui surviennent chez les vénériens, ce qui n'a encore été noté par aucun auteur, et ce qu'il serait, je crois, bien difficile à mon critique de pouvoir prouver.

DIX-SEPTIÈME PROPOSITION.

Les végétations, quel que soit leur siége, sont rarement des symptômes primitifs; elles surviennent fréquemment sur des parties qui ont été couvertes de chancres, de pustules muqueuses. Elles sont plus nombreuses et beaucoup plus difficiles à détruire chez la femme que chez l'homme. Ces productions morbides siégent presque toujours sur les organes génitaux, à l'anus, ou près de ces parties. Elles peuvent n'être pas syphilitiques.

On eût désiré que je fisse connaître les signes qui différencient les végétations syphilitiques de celles qui ne le sont pas, et que j'indiquasse surtout le traitement à suivre pour chacune de ces deux espèces. Quoique l'objection ne détruise en rien l'exactitude de ma proposition, je crois cependant devoir y répondre.

Quand un malade appelle un médecin pour le consulter pour des végétations, si celui-ci se contentait d'examiner ces productions morbides, sans s'occuper des circonstances antécédentes, certes il lui serait impossible de porter un diagnostic assuré; mais s'il apprend du malade qu'elles ont pris naissance là où il a existé autrefois des chancres, des pustules, il pourra, je crois, sans craindre de se tromper, prononcer qu'elles sont syphilitiques, et les traiter par les moyens qu'il croira les plus convenables. Si, au contraire, il est appelé à prononcer sur la nature d'une végétation survenue aux parties génitales d'une jeune fille vierge, et dont la moralité est bien connue, il devra nécessairement porter un jugement contraire. Je sais que nos adversaires voudraient qu'on pût *à priori* distinguer toutes les affections syphilitiques de celles qui ne le sont pas, sans avoir recours aux commémoratifs; mais quelle est la maladie, soit aiguë, soit chronique, soit médicale, soit chirurgicale, dans laquelle les meilleurs praticiens pourraient être à l'abri des erreurs de diagnostic, s'ils ne s'éclairaient des circonstances commémoratives?

VINGT-TROISIÈME PROPOSITION.

Si les symptômes par lesquels se montre la syphilis sont nombreux, les médicamens vantés pour sa guérison ne le sont pas moins; mais de tous ceux qui ont été successivement préconisés, il n'en est pas un seul dont les bons effets aient été plus souvent constatés que le mercure. Cependant il ne faudrait pas le considérer comme un spécifique, car, pour que cela fût, il faudrait nécessairement qu'il fît toujours, et sans retour, disparaître le mal contre lequel on l'emploie; or, il n'en est pas ainsi, car il est une foule de cas où il échoue, et il arrive encore assez fréquemment que des symptômes consécutifs apparaissent après la guérison d'un chancre, d'un bubon, etc., qui avaient guéri sous l'influence d'un traitement mercuriel.

VINGT-QUATRIÈME PROPOSITION.

Si le mercure est un des médicamens les plus précieux que nous possédions contre la syphilis, il est sans contredit un des plus difficiles à administrer. Entre les mains d'un praticien habile et expérimenté, il produit les plus heureux effets; tandis qu'entre celles de l'ignorance et de la routine, il peut donner lieu aux plus horribles ravages. Employé trop exclusivement autrefois, ce médicament ne l'est peut-être pas assez depuis quelques années.

VINGT-CINQUIÈME PROPOSITION.

Toutes les fois qu'avant d'employer le mercure, sous quelque forme que ce soit, on aura calmé l'inflammation, s'il en existe, et consulté les forces du malade, qu'on aura soin de le soumettre à un régime peu nourrissant, que le médicament sera administré à faibles doses, ou associé aux opiacés, on verra rarement survenir des accidens.

Dans ces trois propositions je me suis montré, selon mon critique, meilleur observateur des effets du mercure : il trouve que les préceptes que j'y donne sur l'administration de ce médicament sont sages, et peuvent être utiles à ceux qui emploient la méthode mercurielle; mais, poussé par cet amour-propre si naturel aux innovateurs, c'est à lui et aux auteurs qui ont récemment écrit sur la syphilis, qu'il attribue les heureuses modifications apportées dans le traitement mercuriel. Ne pourrait-on pas ici taxer M. *Devergie*, et ceux qui ont écrit dans le même sens que lui, d'un peu de présomption? car, si dans ces derniers temps leurs ouvrages ont fixé l'attention des praticiens sur les effets nuisibles du mercure, effets qui ont été singulièrement exagérés, les modifications dont parle M. *Devergie* n'étaient-elles pas déjà opérées dans le traitement des vénériens longtemps avant qu'il fût question de la diète suédoise et du traitement simple du Val-de-Grâce? Ne lisons-nous pas dans tous les auteurs qui ont écrit sur cette matière, depuis que le traitement par salivation a été abandonné, que le mercure ne doit être administré que quand toute espèce d'inflammation a été dissipée; qu'il faut en suspendre l'usage aussitôt qu'on s'aperçoit d'une trop grande surexcitation? MM. *Cullerier* oncle et *Gilbert* en ont-ils jamais usé autrement? *Sanchès* n'a-t-il pas consacré un chapitre aux effets pernicieux des préparations mercurielles administrées dans le temps de la maladie vénérienne inflammatoire? Si les *Fernel*, les *Paumier* ont blâmé avec raison l'abus que les charlatans et les praticiens routiniers de leur temps faisaient du mercure, ont-ils été jusqu'à établir les deux propositions suivantes, que je lis dans un des écrivains modernes auxquels M. *Devergie* attribue la réforme opérée dans le traitement mercuriel (1)?

1° *Le mercure est inutile dans le traitement des affections vénériennes.*

2° *Ce médicament est nuisible, puisqu'il retarde la guérison.*

Le temps et l'expérience peuvent seuls prouver si les antagonistes du mercure font faire des progrès à la science par de semblables exagérations, et s'ils méritent bien de l'humanité, en cherchant à faire rejeter de la thérapeutique un moyen consacré par l'expérience de plusieurs siècles.

Je ne passerai point aux propositions suivantes sans rectifier un fait avancé ici par M. *Devergie.* Il dit qu'en 1826, à l'hôpital des vénériens, le mercure, poussé souvent à fortes doses, était encore le médicament par excellence, et, à l'exception des essais faits avec succès dans un seul service, tous ces malades étaient traités à peu près uniformément avec des chances plus ou moins heureuses.

C'est dans les derniers mois de l'année 1826, que j'ai commencé à fréquenter les salles des hommes de l'hôpital des vénériens, avec des idées biens différentes de celles que j'ai aujourd'hui : je croyais y trouver le mercure prodigué à outrance, car un élève de cet hôpital m'avait assuré qu'on voyait ce métal couler à l'état métallique sur les murs, et qu'il suffisait de rester dans les salles pendant le temps de la visite, pour être atteint de salivation. Je n'ai vu ni éprouvé rien de semblable, et les seuls effets du mercure que j'aie observés, consistaient en de légères ulcérations à la langue

(1) Desruelles. Recueil des Mémoires de médecine, de chirurgie militaire, tome XXV, page 246.

ou à la membrane buccale. Le médicament y était alors donné comme aujourd'hui à des doses modérées et toujours avec discernement. Je sais que des succès ont été obtenus dans un service où on n'employait que les antiphlogistiques. Le chirurgien qui faisait les essais dont on parle, les a continués avec la plus grande persévérance jusqu'à la fin de 1829. Mais, trop judicieux pour se laisser entraîner par des idées exclusives, il se sera sans doute aperçu que le traitement antiphlogistique n'était point infaillible, car aujourd'hui il fait observer à peu de chose près aux malades confiés à ses soins, le même régime et le même traitement qui étaient suivis dans les salles où M. *Devergie* prétend *que le mercure a été poussé souvent* à fortes doses.

VINGT-SIXIÈME PROPOSITION.

Le plus souvent, les phénomènes morbides attribués à l'action du mercure ne sont produits que par la maladie contre laquelle on l'emploie, ou peut-être sont-ils dus à la modification de cette même maladie par le mercure. N'est-il pas ridicule de voir des praticiens de nos jours regarder comme l'effet du mercure certaines affections des os qui surviennent chez des individus qui ont eu plusieurs maladies vénériennes, et qui n'ont souvent pris que quelques grains de mercure ?

VINGT-SEPTIÈME PROPOSITION.

Dans l'état actuel de la science, on peut nier l'existence des exostoses mercurielles. On voit en effet des personnes qui ont pris ou absorbé une quantité prodigieuse de mercure sans que chez elles il se soit jamais manifesté d'exostoses ni aucune autre affection des os, tandis qu'il en existe souvent chez les vénériens qui n'ont pas pris un atôme de ce métal.

VINGT-HUITIÈME PROPOSITION.

Pour que l'on puisse attribuer avec raison au mercure seul tous les accidens, tous les symptômes morbides dont on l'accuse, il faudrait que l'on pût observer toujours, ou du moins très-fréquemment, ces symptômes chez les ouvriers qui, par la nature de leurs travaux, se trouvent continuellement exposés à l'action de ce médicament : tels sont les ouvriers des manufactures de glaces. Eh bien! chez ces derniers, on n'observe que la salivation et le tremblement métallique, mais jamais d'affections cutanées, jamais de maladies des os, ou des douleurs ostéocopes simulant celles qui sont l'effet de la syphilis.

« Si M. *Petit* s'est montré bon observateur dans les « précédentes propositions, sa prédilection pour le « divin mercure, le ramène *dans une ornière profonde*, « et lui a dicté celles des n°s 26, 27 et 28. » Ainsi s'exprime mon critique, qui ajoute plus bas, après avoir cité ces propositions : « Je suis fâché de le dire; mais « voilà encore de fausses conséquences tirées de prin- « cipes erronés et enfantés par *un esprit prévenu.* »

Ainsi, quand j'ai dit que le mercure ne pouvait être considéré comme un spécifique de la syphilis, puisque souvent après la guérison d'un symptôme primitif guéri par le mercure, il survient des symptômes consécutifs; quand j'ai avancé que ce médicament est un des plus difficiles à administrer, et qu'entre les mains de l'ignorance il peut produire de grands ravages, j'étais un bon observateur; j'observais, au contraire, avec un esprit prévenu, quand j'ai recueilli les faits qui m'ont porté à établir les trois propositions dont il s'agit. Qui ne reconnaîtrait, à la manière dont m'attaque mon critique, cette faiblesse de l'esprit humain qui nous porte à approuver seulement ce qui convient à nos idées, et à rejeter tout ce qui y est contraire? Au reste, ceux qui liront ma thèse et la critique qui en a été faite, jugeront lequel des deux observe avec un esprit prévenu, de moi ou de M. *Devergie*. Mais avant de réfuter de nouvelles objections, qu'il me soit permis de citer un fait qui prouvera jusqu'où peut aller la prévention de certains praticiens contre le mercure.

Un jeune homme de vingt-six ans se présente à un médecin grand partisan du traitement antiphlogistique; il portait sur le corps des pustules lenticulaires. Il déclare avoir eu précédemment un chancre et un bubon pour lesquels il n'a fait aucun traitement. Il a seulement bu quelques bouteilles de tisane qui lui étaient fournies par un herboriste. On lui demande quelle était la couleur de cette tisane, quelle était sa saveur? il répond qu'elle était limpide et d'un goût désagréable. Le médecin conclut que c'était de la liqueur de *Van-Swiëten*, et considère les pustules comme une affection mercurielle. Des faits semblables ne sont pas rares, et si, du temps de *Peyrilhe*, il existait des praticiens à manche étroite, qui voyaient la vérole partout, il en existe aujourd'hui qui ne voient en tout que des effets du mercure. Mais passons aux objections.

« Le mercure peut occasioner les désordres suivans : 1° Les lésions du système nerveux; 2° celles de la peau; 3° les inflammations du tube digestif; 4° celles des glandes salivaires; 5° les affections du système osseux. »

C'est, il faut l'avouer, une singulière tactique, que de prêter à son adversaire des idées qu'il n'a jamais exprimées, pour se donner le plaisir de les combattre, et cela seulement pour faire preuve de quelqu'érudition. Ai-je jamais nié, en effet, que le mercure puisse produire des lésions du système nerveux, la salivation, et par conséquent l'inflammation des glandes salivaires, sans laquelle la salivation ne peut avoir lieu ? Et si j'ai dit, dans ma vingt-huitième proposition, que ces deux accidens étaient les seuls qu'on observât chez les ouvriers soumis aux vapeurs mercurielles, ai-je refusé de reconnaître que le mercure administré à l'intérieur, puisse produire des inflammations du tube digestif, des ulcérations de la langue et de la membrane buccale, quelquefois même des caries de la voûte palatine quand l'inflammation se propage des parties molles aux parties osseuses ? Ai-je nié que le mercure puisse produire des éruptions cutanées ? Non, sans doute, et ce sont-là les ravages dont j'ai voulu parler dans ma vingt-quatrième proposition; pour les exostoses mercurielles, j'ai avancé qu'on pouvait nier leur existence, je prouverai plus tard que cette proposition peut être soutenue avec avantage. D'après ce que j'ai dit plus haut, il sera facile à tout lecteur impartial de voir que dans les propositions qui font ici l'objet de la critique de M. *Devergie*, j'ai eu l'intention, non pas de nier l'existence de plusieurs accidens que je ne regarde que comme le résultat de l'administration mal dirigée du mercure, mais de fixer l'attention des praticiens sur cette espèce de monomanie qu'ont aujourd'hui plusieurs médecins syphiliographes, de ne voir par tout que des affections mercurielles.

Et, je le demande à M. *Devergie* lui-même, avais-je tort de critiquer une semblable exagération, quand, parcourant les nombreuses observations et les tableaux publiés par M. *Desruelles*, j'y voyais une foule d'accidens secondaires attribués à l'action du mercure, tandis que dans le service des femmes de la police à l'hôpital des vénériens, qui jusqu'en 1829 étaient exclusivement traitées par le mercure, les accidens consécutifs sont beaucoup plus rares que dans les salles des femmes libres, où on traite souvent sans mercure ? Avais-je tort d'établir ma vingt-huitième proposition, quand un homme tel que

M. *Biett*, dont l'opinion doit être d'un si grand poids, m'assurait en présence de mon ami le docteur *Perron*, que sur plusieurs centaines d'individus (1) gorgés de mercure, mais n'ayant jamais eu d'affections syphilitiques, il avait rarement remarqué d'autres phénomènes que ceux qui dépendent d'une lésion du système nerveux, et surtout jamais d'exostoses. Je n'ai donc jamais refusé de reconnaître l'existence d'accidens mercuriels qui ne sont jamais ou presque jamais que le résultat de la mauvaise administration du médicament ou de la constitution du sujet, comme l'ont dit particulièrement *Hunter*, *Bell*, *Vigaroux*, *Swediaur*, dont mon critique m'oppose l'autorité, et dans lesquels je l'avoue, je n'ai rien lu qui puisse détruire une seule des propositions qu'il trouve en contradiction avec ce qui a été écrit par ces auteurs, et avec tout ce que l'école moderne a de plus distingué. Or, voici comment s'explique M. *Devergie* pour prouver que je ne pouvais manquer de tomber dans cette contradiction, surtout pour ce qui a rapport aux lésions des os : « Les affections du système osseux sont toutes « consécutives, dit-il ; donc toutes les maladies obser- « vées par M. *Petit* avaient subi un, deux ou trois « traitemens par les préparations mercurielles. »

Qui ne trouvera cette manière de raisonner bien singulière? Quoi! parce que les affections du système osseux sont consécutives, vous en concluez que toutes celles que j'ai observées avaient subi un, deux ou trois traitemens mercuriels ! Sur quelle proposition de ma thèse pouvez-vous établir un jugement aussi faux? Raisonnez-vous plus juste, quand vous ajoutez : « Pour affirmer » positivement que dans l'état actuel de la science il n'y a » point d'exostoses mercurielles, et qu'il est ridicule de

(1) Ces malades étaient pour la plupart des doreurs et des ouvriers des manufactures de glaces.

» regarder comme l'effet du mercure certaines affections
» des os qui surviennent chez des individus qui ont eu
» plusieurs maladies vénériennes, il aurait fallu que M.
» *Petit* observât un assez grand nombre de malades vier-
» ges de mercure; c'est ce qu'il n'a pas fait, c'est ce qu'il
» n'a pu faire, et c'est aux médecins traitant leurs mala-
» des sans un atôme du divin métal, qu'est réservé l'hon-
» neur de décider plus tard cette question importante. »

Sans m'arrêter à prouver qu'il m'a été possible d'observer beaucoup de malades vierges de mercure, et que tous les médecins, sans exception, peuvent concourir à résoudre l'importante question qui nous occupe, je persiste à regarder comme vraie ma vingt-huitième proposition, et voici sur quoi je me fonde :

S'il existe des exostoses mercurielles, on doit les observer sur les individus qui ont absorbé beaucoup de mercure, soit à l'état métallique, soit à l'état de sels, soit à celui de vapeurs. Cependant l'exostose est un symptôme assez rare chez les femmes publiques, parmi lesquelles on en trouve beaucoup qui ont fait dix, quinze et même dix-huit traitemens mercuriels, soit par les frictions, soit par le sublimé; en supposant même que dans le cours de ces traitemens elles n'aient point pris toutes les doses du médicament prescrit, ce qui serait assez difficile, puisqu'ordinairement il est administré en présence du médecin, elles auraient encore absorbé assez de mercure pour qu'elles fussent couvertes d'exostoses, s'il en était une cause fréquente. D'un autre côté, M. *Biett*, que je me plais à citer, parce que, placé à l'hôpital Saint-Louis, il a, plus qu'aucun autre praticien de la capitale, l'occasion d'observer, sur les ouvriers qui viennent y prendre les bains de vapeurs, les effets du mercure absorbé à l'état de vapeur, assure, comme je l'ai déjà dit, n'avoir jamais vu chez ces individus d'exostoses mercurielles.

Si j'ouvre les auteurs, je n'y trouve rien de contraire à mon opinion. *Bell*, en énumérant les accidens que peut produire le mercure, ne parle nullement des exostoses. *Vigaroux* (1) les attribuait moins à la syphilis qu'à un vice scrophuleux ou scorbutique, etc., co-existant avec cette maladie sur le même individu. *Hunter* parle de la tuméfaction des os par l'usage du mercure, de manière à faire croire qu'il ne l'a jamais observée. Voici comment il s'exprime à ce sujet : « Quelques maladies « nouvelles proviennent également du mercure seul. Les « amygdales se tuméfieront dans le cas où aucune ma- « ladie vénérienne n'a précédé. Le périoste, et *proba- « blement* les os aussi s'épaissiront, et les parties qui « les couvrent deviendront œdémateuses et douloureuses « au toucher. » *Swediaur*, qui a consacré un chapitre aux maladies mercurielles, est loin de trancher la question relative aux exostoses par l'affirmative. Il dit, en effet, qu'il est difficile de décider si les exostoses ou périostoses qui se développent sur les pariétaux des vénériens, pendant un traitement mercuriel, sont l'effet du virus ou du mercure. J'ajouterai que je n'ai rien trouvé dans les ouvrages de MM. *Jourdan*, *Richond* et *Desruelles*, qui puisse établir d'une manière incontestable l'existence des exostoses mercurielles.

Si ce qui se passe chez les animaux qui ont pris beaucoup de mercure pouvait suffire pour résoudre la question des exostoses, elle le serait encore en faveur de mon opinion. J'ai vu à l'hôpital des vénériens, il y a quelques années, un chien qui mangea une quantité d'onguent mercuriel assez considérable pour être atteint d'un tremblement métallique, sans que les os aient été affectés. M. *Desruelles*, dans son Mémoire sur le trai-

(1) Observations et remarques sur la complication des symptômes vénériens avec d'autres virus.

tement sans mercure employé au Val-de-Grâce (p. 40), parle d'un chien robuste bien portant, qu'il fit frictionner chaque jour avec deux gros d'onguent mercuriel. L'animal mourut le lendemain de la trentième friction; les altérations que l'on trouva à l'autopsie, quoique nombreuses, n'avaient leur siége que sur les muqueuses et sur les glandes salivaires; le système osseux était intact. « Les « os, dit M. *Desruelles*, ne nous ont pas paru être altérés; leur moelle était rougeâtre et très-fluide. »

Si je n'avais pas observé un grand nombre de maladies vénériennes vierges de toute espèce de traitement par le mercure, il y aurait eu certainement de la témérité de ma part à avancer ma vingt-septième proposition. Les cas de cette nature ne sont point rares parmi les femmes libres à l'hôpital des vénériens, et je ne sais sur quoi se fonde M. *Devergie*, pour prétendre *à priori* que je n'ai pu les observer. Qu'il se donne la peine de visiter les salles de M. *Gilbert* et celles des nourrices, pendant les mois de la belle saison, époque à laquelle les femmes de la campagne s'y rendent pour des affections syphilitiques très-anciennes, contractées surtout par l'allaitement, et qui ont été quelquefois méconnues, il lui sera certainement facile de se convaincre qu'il existe des affections des os qu'on ne peut attribuer au mercure, la plupart de ces malheureuses n'ayant souvent suivi aucun traitement anti-vénérien. Je pourrais d'ailleurs citer ici plusieurs observations, tirées de ma pratique, d'exostoses survenues chez des individus qui jamais n'avaient pris de mercure. Je me contenterai de rapporter le fait suivant :

H...., marchand liquoriste, d'une bonne constitution, âgé de 34 ans, contracta, à l'âge de 23 ans, une blennorrhagie qu'il ne traita que par l'eau de chiendent. L'écoulement dura six mois, et dans cet intervalle il survint un gonflement de testicule qui fut traité par les moyens antiphlogistiques. En 1827, dix-huit mois environ après son mariage, il se présente chez M. *Amussat* dans l'état suivant : gonflement considérable de l'articulation humero-cubitale droite, avec augmentation de volume de la tête du cubitus. Le toucher est très-douloureux, les mouvemens de flexion sont impossibles. Le malade, interrogé avec soin, déclare que la maladie a commencé, il y a six mois environ, par des élancemens qui ont toujours été en augmentant, et qui ne sont pas plus forts la nuit que le jour. Il attribue son mal à une ancienne luxation qu'il prétend avoir été mal réduite, quoique cependant il se soit toujours depuis servi de son bras. M. *Amussat*, et plusieurs autres médecins présens, pensèrent que les extrémités des os qui forment l'articulation pouvaient être attaquées d'un commencement de carie. On prescrivit en conséquence l'immobilité des membres; plusieurs applications de sangsues furent faites sur la partie malade. On y appliqua plus tard des cautères à la potasse, sans obtenir beaucoup d'améliorations, si ce n'est de la diminution dans la douleur. On employa aussi sans succès les bains de vapeurs.

Comme je m'étais chargé de surveiller le traitement de ce malade, m'apercevant que tous les moyens employés n'avaient aucun effet, je lui demandai s'il n'avait pas eu d'affections vénériennes : il me répondit qu'il n'avait jamais éprouvé qu'un écoulement. Dès-lors je lui conseillai de se soumettre à un traitement. Il voulut auparavant prendre les eaux de Bourbonne. Il s'y rendit donc, et à son retour à Paris il allait beaucoup mieux. L'articulation n'était point aussi tuméfiée ni aussi douloureuse, mais on sentait évidemment qu'il existait une exostose de la tête du cubitus; les mouvemens étaient beaucoup plus libres. Huit mois se passèrent sans aucun changement. Bientôt les douleurs reparurent, et se prolongèrent dans tout l'avant-bras. Le malade étant venu me consulter, je pus constater une tuméfaction sur les parties moyennes du cubitus et du radius, tuméfaction que je considérai comme des périostoses. Je conseillai de nouveau le traitement, mais inutilement, et un nouveau voyage à Bourbonne fut entrepris. Les eaux produisirent encore d'heureux résultats : les douleurs disparurent, ainsi que le gonflement des parties moyennes du cubitus et du radius. Deux mois environ après son second voyage à Bourbonne, cet homme vint me trouver, accusant une douleur vive dans la poitrine, douleur qui augmentait dans les mouvemens d'inspiration, et surtout la nuit. L'ayant fait déshabiller pour l'examiner, j'aperçus sur la partie latérale droite du sternum une exostose très-volumineuse. Comme il ne voulait se soumettre à aucun traitement régulier, je l'engageai à se faire sur le sternum des onctions avec le cérat mercuriel. Ce moyen a suffi, jusqu'à présent, pour calmer les douleurs, mais non pour les guérir. M. le docteur *Therin*, consulté par le malade, partagea mon opinion sur la nature de ces exostoses, qu'on ne peut regarder que comme vénériennes, et sur le genre de traitement que le malade devrait suivre.

Quand M. *Devergie* prétend qu'aux médecins seuls qui traitent leurs malades sans un atome du *divin métal*, est réservé l'honneur de décider l'importante question qui nous occupe, je pense que c'est trop préjuger en leur faveur, s'il veut parler des médecins militaires ; car quel que soit le zèle qu'ils puissent mettre dans leurs observations, ils perdent trop tôt leurs malades de vue, pour savoir s'ils seront plus tard affectés de symptômes consécutifs. Or l'exostose étant souvent un des symptômes les plus lents à se développer, il faudrait que les malades traités dans un hôpital militaire, pour des symptômes primitifs, y fussent observés pendant un grand nombre d'années, ce qui ne peut être, surtout en France ; car la durée du service militaire étant assez courte, et les garnisons changeant au moins tous les ans, il est bien difficile, pour ne pas dire impossible, qu'un médecin puisse suivre long-temps un malade qu'il a traité, surtout quand il rentre dans la vie civile. MM. *Richond*, *Desruelles* et *Devergie* rendraient certainement un grand service à la science, si dans trois ans seulement, à dater de cette époque, ils pouvaient nous donner des renseignemens positifs sur l'état des différens malades qu'ils ont traités et observés dans leur pratique militaire. Ils compléteraient ainsi des travaux déjà fort curieux, mais qui jusque-là resteront incomplets.

Pour faire quelques progrès dans l'art de guérir, il est une condition indispensable: c'est un amour ardent et pur de la vérité. Toute idée préconçue, tout système doit tomber devant l'observation. Ainsi s'exprime un médecin philosophe (1) dont je m'honorerai toujours d'être le disciple. Pénétré de cette grande vérité, et convaincu du danger qu'il y a à apporter dans le traitement d'une maladie, quelle qu'elle soit, des idées exclusives, j'ai dû, en étudiant les maladies syphilitiques, reconnaître que les antiphlogistiques pouvaient être utiles dans le traitement de ces maladies, mais qu'ils ne pouvaient être employés comme moyens exclusifs; et c'est d'après des observations consciencieuses que j'ai établi les propositions suivantes.

VINGT-NEUVIÈME PROPOSITION.

Peut-on, par le traitement antiphlogistique général et local, et par le régime seulement, guérir, aussi sûrement que par les préparations mercurielles, toutes les affections syphilitiques? Jusqu'à présent cette importante question est loin d'être décidée, et malgré tous les efforts des médecins militaires, tant en Angleterre qu'en France, on ne peut encore tirer des nombreuses obser-

(1) Rostan. Cours de médecine clinique, tome Ier, page 58.

vations rapportées par eux, que cette seule conclusion : savoir, que les symptômes primitifs se guérissent aussi promptement et même plus tôt encore par le traitement antiphlogistique que par le traitement mercuriel.

TRENTIÈME PROPOSITION.

Quoi qu'en aient dit les partisans exclusifs du traitement antiphlogistique pour la syphilis, il est encore loin d'être démontré que les symptômes consécutifs soient moins fréquens après une maladie primitive traitée par les antiphlogistiques, que quand elle l'a été par les mercuriaux.

TRENTE-UNIÈME PROPOSITION.

Si les symptômes primitifs disparaissent facilement sous l'influence d'un traitement antiphlogistique, il n'en est pas ainsi de ceux qui annoncent une infection générale; dans ces derniers cas, les mercuriaux unis aux sudorifiques ont une supériorité incontestable.

TRENTE-DEUXIÈME PROPOSITION.

Quand un vénérien est affaibli par la maladie et par un mauvais régime, on lui administre avec le plus grand succès la liqueur de Van-Swiéten dans les sirops de quinquina et de salsepareille mélangés.

TRENTE-TROISIÈME PROPOSITION.

L'adoption trop exclusive de la méthode antiphlogistique ou de la méthode mercurielle, peut devenir funeste aux malades, tandis qu'en les associant l'une à l'autre, on peut en retirer de grands avantages. Quel que soit, du reste, le mode de traitement que l'on mette en usage, il faut insister sur le régime, qui doit toujours être débilitant, à moins que le malade ne soit dans un grand état de faiblesse, qu'il soit scrophuleux, rachitique ou scorbutique; mais alors il vaudrait mieux, avant d'administrer les mercuriaux, agir sur la constitution par les médicamens toniques et amers.

Mes recherches sur les avantages et les inconvéniens du traitement antiphlogistique dans les maladies vénériennes, m'ayant seulement conduit à conclure, 1° qu'il fait plus promptement disparaître les symptômes primitifs que le mercure; 2° qu'il peut guérir certains symptômes consécutifs; 3° qu'il est toujours avantageusement associé à l'administration des préparations mercurielles; 4° qu'employé d'une manière exclusive, il peut devenir funeste aux malades, j'ai dû établir, sous forme de doute, cette question importante : *Savoir si le traitement antiphlogistique local et général guérit plus sûrement toutes les affections syphilitiques que les mercuriaux.* M. *Devergie* ne partage point mes doutes, et prétend que cette question est résolue par l'affirmative, en faveur du traitement antiphlogistique, et qu'on peut assurer sans crainte qu'elle n'est plus douteuse, d'après les résultats obtenus en Angleterre, en Suède, en France, aux États-Unis, en Allemagne. Examinons donc attentivement l'exposé de ces résultats, et le lecteur jugera s'ils suffisent pour détruire tous les doutes.

Suède (1), de 1822 à 1827 inclus, il a été traité seize mille neuf cent quatrevingt-cinq malades vénériens dans les hôpitaux du royaume.

(1) M. *Devergie* n'a point parlé à dessein des succès obtenus par les Anglais dans le traitement de la syphilis sans mercure, parce que ce traitement se composant autant de purgatifs que de toniques, etc., ne peut être confondu avec le traitement antiphlogistique.

(1) 15,987 sont sortis	PAR la DIÈTE.	PAR les fumigations de cinabre.	PAR le MERCURE.	PAR les moyens locaux.	TOTAUX.	RÉSULTAT GÉNÉRAL.
Guéris	6,017	715	7,656	1,035	15,424	96 1/2 sur 100.
Non-guéris. . .	132	43	81	35	291	1 5/6 sur 100.
Morts.	»	»	»	»	272	1 1/2 sur 100.
					15,987	
Rechutes.......	7 1/2 sur 100.	22 sur 100.	14 sur 100.	7 sur 100.		Avantage réel en faveur du traitement par la diète et les moyens locaux.

Si on ne devait s'en rapporter qu'aux chiffres, ce tableau serait concluant, puisque les rechutes en Suède ont été de 14 sur 100 après un traitement mercuriel, tandis qu'elles n'ont été que de 7 et demi sur 100 chez les malades traités par la diète, et de 7 sur 100 chez ceux qui l'ont été par les moyens locaux. Mais que d'objections ne pourrais-je pas faire? Je me contenterai des deux suivantes : 1° Les malades traités par le mercure étaient-ils dans les mêmes conditions que les autres, tant sous le rapport des symptômes de la maladie que sous celui de la constitution générale? 2° Ont-ils été soumis plus long-temps à l'observation du médecin traitant, que ceux chez lesquels on a employé la diète et les moyens locaux? C'est ce qu'on ne nous dit pas. La solution de ces deux questions est, je crois, cependant nécessaire pour rendre aux chiffres toute la valeur qu'on veut leur accorder. Je n'ai point parlé des rechutes après le traitement par les fumigations, car on sait qu'aucun moyen n'est plus incertain que celui-ci, comme l'a prouvé *As-*

(1) Ici se trouve une erreur dans les nombres; elle ne peut être attribuée qu'à mon critique, que je copie.

truc (1), en rapportant les expériences faites à Bicêtre par un certain charlatan nommé *Charbonnier*.

Philadelphie. Le docteur *Rousseau* traite avec succès, depuis 1811, les vénériens sans mercure.

Le docteur *Haris* a traité, en 1819, par le traitement simple :

Maladies	Primitives.	164
	Secondaires ou mercurielles. . .	23

Allemagne. C'est toujours M. *Devergie* qui parle. MM. *Besnard*, à Munich, depuis 1808; *Brünninghausen*, à Würtzbourg, depuis 1819; *Burtz* et *Becker*, à Berlin, 1826; *Huber*, à Stuttgard, 1825; *Brick*, à Hambourg, de 1825 à 1827; *Wendt*, à Copenhague, ont tous, ou presque tous, abandonné le mercure et préconisé le traitement simple et diététique, et publié des résultats avantageux, fruits de leur pratique judicieuse.

Je crois que M. *Devergie* aurait pu se dispenser de cette longue énumération des partisans du traitement antiphlogistique, car il n'éclaircit pas la question qui nous occupe; en effet, que MM. *Rousseau* et *Haris* traitent avec succès leurs vénériens sans mercure, cela ne prouve pas qu'ils les guérissent plus sûrement que par ce médicament; que les praticiens allemands préfèrent le traitement simple et diététique, cela est possible encore; mais si de mon côté j'interroge les *Boyer*, les *Dubois*, les *Dupuytren*, les *Gilbert*, les *Lagneau*, tous me répondront que depuis le commencement de leur longue pratique, ils ont traité les affections syphilitiques avec succès par les mercuriaux; et cependant je ne pense pas que M. *Devergie* regarde ces praticiens comme *moins judicieux* dans leur pratique que les médecins allemands.

(1) Traité des maladies vénériennes, tome II, liv. II, chap. 9.

Ce qui précède devrait sans doute suffire pour prouver que tout observateur impartial doit rester dans le doute sur la supériorité du traitement simple sur le traitement mercuriel. Je crois cependant encore utile, pour éclaircir cette question si importante, de jeter un coup d'œil sur tous les tableaux qu'apporte M. *Devergie* à l'appui de son opinion.

HÔPITAL GÉNÉRAL DE HAMBOURG.

Vénériens traités par le dr Frick, *de juillet* 1825 *à janvier* 1827.

402 malades	hommes	101.		
	femmes	301.		
Symptômes locaux	237 de	10	à	60 jours.
	60 de	61	à	110
	11 de	121	à	181
Symptômes constitutionnels	27 de	10	à	40
	24 de	41	à	90
	3 de	3	à	6 mois.
Symptômes locaux, compliqués de syphilis constitutionnelle	12 de	11	à	40 jours.
	6 de	41	à	60
	11 de	61	à	90
	11 de	3	à	6 mois.

Si j'avais ici à soutenir l'opinion que défend M. *Devergie*, je me serais bien gardé de citer ce tableau, car, si on l'examine avec soin, et qu'on le compare avec ceux qui suivent, on verra que M. *Frick* a mis beaucoup plus de temps à guérir les symptômes locaux par les antiphlogistiques, que MM. *Richond* et *Desruelles* n'en ont mis à les guérir par le mercure.

Il est une chose qui me frappe aussi dans ce tableau, et que je ne sais à quoi attribuer : c'est que les symptômes constitutionnels ont exigé en général un traitement plus court que les symptômes locaux, ce qui me semble opposé aux observations de tous les médecins qui s'occupent de la syphilis, quelle que soit d'ailleurs leur manière de penser sur le mode de traitement à suivre.

HÔPITAL MILITAIRE DE STRASBOURG.

Service des vénéri *irigé par M.* Richond, *de mars* 1822 *à août* 1824.

2,805 malades traités,	Par mercure, 1,167.	Accidens primitifs.....	1,161
		Accidens secondaires...	6
	Sans mercure, 1,638 (1).	Accidens primitifs.....	1,443
		Accidens secondaires ou mercuriels..........	148

TABLEAU COMPARATIF.

325 MALADES, traités sans mercure d'accidens primitifs.		188 MALADES, traités par le mercure d'accidens primitifs.	
Malades guéris.	Journées.	Malades guéris.	Journées.
48	De 5 à 10	3	De 5 à 10
90	11 à 20	18	11 à 20
45	21 à 30	30	21 à 30
28	31 à 40	52	31 à 40
8	41 à 50	45	41 à 50
4	51 à 60	22	51 à 60
2	61 à 80	13	61 à 80
		3	81 à 120

Ce tableau comparatif ne peut établir qu'un fait incontestable pour celui qui est dégagé de tout esprit de prévention, c'est que les symptômes primitifs disparaissent plus promptement quand ils sont traités sans mercure que quand on emploie ce médicament. Mais il ne peut prouver que les antiphlogistiques guérissent plus sûrement que le mercure.

(1) Il y a ici une erreur dans les chiffres, le nombre 1,638, surpassant de 47, les nombres 1,443 et 148 réunis.

HÔPITAL MILITAIRE DU VAL-DE-GRÂCE.

Service dirigé par M. Desruelles, *d'avril* 1825 *à août* 1827.

		Régime	Nombre		Durée moyenne du traitement
1,084 hommes, atteints de symptômes primitifs, ont été traités............	par le mercure,	Régime animal et stimulant.....	189	Durée moyenne du traitement.	51 j.
		Régime végétal et adoucissant....	197		42
		Total général...	386		47
	sans mercure,	Régime animal et stimulant......	62	moyenne	50
		Régime végétal et adoucissant....	636		25
		Total général...	698		28
228 hommes, atteints de symptômes consécutifs, chroniques et mercuriels, ont été traités.........	par le mercure,	Régime animal...	33	moyenne	82
		Régime végétal..	42		55
		Total général...	75		67
	sans mercure,	Régime végétal...	153		45

TOTAUX GÉNÉRAUX.			OBSERVATIONS.
Hommes.	Journées.	Moyenne.	
1,084	37,803	34	Les fractions sont supprimées.
228	12,640	52	Malades ayant déjà fait un ou plusieurs traitemens mercuriels.
1,312	49,843	37	

Je ne m'arrêterai point à discuter la partie de ce tableau qui a rapport aux symptômes primitifs, parce qu'elle ne fait que confirmer le tableau comparatif présenté par M. *Richond*. J'examinerai avec soin la seconde partie qui se rapporte à la durée comparative du traitement des affections secondaires, et je m'attacherai à démontrer jusqu'à l'évidence, que M. *Desruelles* est loin d'avoir prouvé que les antiphlogistiques guérissent plus vite les maladies vénériennes secondaires, que les préparations mercurielles.

Si les symptômes consécutifs, chroniques et mercuriels étaient d'une nature identique, on ne pourrait révoquer en doute les chiffres de cet auteur; mais il existe si peu de ressemblance entre ces différentes affections, qu'il doit nécessairement résulter une grande différence dans la durée du traitement qu'on emploie pour combattre chacune d'elles, quel que soit ce traitement. Ainsi, un ulcère primitif a été traité pendant plusieurs mois par les mercuriaux ou les antiphlogistiques sans aucun succès, soit que le médicament ait été mal administré, que le malade ait commis des écarts de régime, ou qu'il se trouve doué d'une de ces malheureuses constitutions qui se refusent à toute espèce de traitement. Voilà la maladie passée à l'état chronique. N'est-il pas évident que si vous continuez alors l'usage des moyens déjà employés, vous prolongerez singulièrement la durée du traitement, durée que vous pouvez au contraire diminuer en changeant le mode de médication ? Pendant le cours d'un traitement mercuriel pour une affection locale, il se développe quelques symptômes mercuriels; n'est-il pas évident encore qu'en continuant l'usage du mercure, vous devez reculer le terme de la guérison, et aggraver même le mal? Tous les symptômes consécutifs sont loin de présenter le même degré de gravité, et la même facilité à la guérison : ceux en effet qui succèdent promptement à la disposition d'un chancre, d'un bubon, sont bien moins difficiles à guérir que ceux qui se développent lentement. Les ulcères à la gorge résistent bien moins au traitement quel qu'il soit, que les pustules croûteuses, tandis que celles qui sont connues sous le nom de pustules muqueuses disparaissent bien plus vite que les ulcères à la gorge, surtout quand on emploie la cautérisation. Il est donc démontré pour moi qu'on ne peut être arrivé à des chiffres exacts en confondant des affections tout-à-fait différentes : je crois aussi, en supposant même que les symptômes dont il est question dans la seconde partie du tableau, fussent réellement tous d'une nature identique, qu'il serait indispensable, pour établir un total général juste des moyennes de chaque espèce de traitemens; que le nombre des malades soumis au traitement mercuriel fût égal à celui des malades soumis au régime antiphlogistique.

Ainsi, sur 32 malades traités par les mercuriaux, par M. *Desruelles* (1), s'il s'en est trouvé 2 qui, à cause de la gravité de leur mal, aient été retenus, l'un 295 jours à l'hôpital, l'autre 235, on conçoit facilement que le nombre de 530 journées influera beaucoup plus sur la moyenne générale du temps consacré à la guérison de ces 32 malades, que le même nombre de 530 jours ne pourrait influer sur la moyenne générale du traitement de 63 individus soumis aux antiphlogistiques, ce nombre étant double du premier.

On m'opposera peut-être que le total général des moyennes ne représentant que la somme totale de tous les totaux partiels, mon objection tombe d'elle-même; cette observation serait fondée, si, comme je l'ai prouvé plus haut, on n'avait pas confondu des choses tout-à-fait différentes. Ainsi, en parcourant le tableau B de M. *Desruelles* (2), je trouve dans la colonne des symptômes consécutifs chroniques et mercuriels simples et compliqués, que six hommes ont été traités pour des pustules simples, c'est-à-dire, qui n'étaient compliquées d'aucun autre symptôme. Chez un, traité par le mercure et soumis au régime animal, la moyenne du traitement a été de 295 jours; chez deux, également traités par le mercure, mais soumis au régime végétal, la moyenne a été de 45 jours. Enfin, sur les trois autres, traités par les antiphlogistiques, la moyenne n'a été que de 20 jours et demi.

Pour établir ces rapports, n'était-il pas tout-à-fait indispensable de nous faire connaître le genre de

(1) Mémoire déjà cité, page 152.

(2) *Ibidem.*

ces pustules? car si le premier malade avait de ces pustules serpigineuses si rebelles, est-il étonnant qu'il ait mis beaucoup plus de temps à guérir que les autres? Si les deux suivans avaient des affections cutanées mercurielles (et je peux faire cette supposition, les maladies de la peau produites par le mercure étant très-fréquentes, suivant l'opinion que je combats), doit-on s'étonner qu'ils aient été retenus plus long-temps à l'hôpital que les trois derniers, qui peut-être n'avaient que des pustules muqueuses, symptômes que quelques jours de traitement suffisent pour faire disparaître?

Je crois donc pouvoir avancer que le travail de M. *Desruelles* ne peut prouver que les symptômes secondaires guérissent plus vite par le traitement simple que par les mercuriaux. Je n'en trouve pas une meilleure preuve dans l'exposé de la pratique civile de M. *Devergie* que je rapporte encore ici, d'après le tableau qu'il nous en fournit.

Au Val-de-Grâce, de 1819 à 1825.	Accidens primitifs.	90
	Accidens secondaires, mercuriels, chroniques, etc. .	118
		208
Pratique civile, de 1819 à 1825.	Accidens primitifs.	276
	Accidens secondaires, mercuriels, chroniques, etc. .	88
		572

J'ai exposé avec exactitude toutes les preuves que fournit mon critique à l'appui de son opinion. Je n'ai pas cité les travaux de M. *Becquart*, à l'hôpital militaire de Bayonne, et ceux de M. le docteur *Latour*, à l'hôpital civil de Lille, parce que je n'en connais pas les résultats, M. *Devergie* se contentant de dire qu'ils ont renoncé au mercure, et qu'ils préfèrent les antiphlogistiques dans le traitement simple. Si j'ai été assez heureux pour exposer clairement mes idées relativement au point en discussion, je laisse au lecteur à juger si l'honorable confrère auquel je réponds est en droit de dire :

« Je me borne à ces relations, prouvant jusqu'à l'é-
« vidence, que les accidens primitifs et secondaires se
« guérissent par le traitement antiphlogistique dans un
« temps plus court; et je suis convaincu, quoi qu'en ait
« écrit M. *Petit*, que, dans la guérison des symptômes
« secondaires, *les mercuriaux unis aux sudorifiques n'ont*
« *pas une supériorité incontestable*. L'expérience le
« prouve. »

Passant à l'examen de ma trentième proposition, M. *Devergie* convient qu'il faut plus de temps pour résoudre l'importante question des rechutes après l'un ou l'autre traitement, que pour éclairer celle que nous venons de traiter tout à l'heure. Cet aveu me suffit; je ne le suivrai donc pas dans l'énumération de tous les avantages que l'on a retirés de l'usage moins général du mercure, et surtout de la diète et des moyens antiphlogistiques. Cette discussion ressemblerait trop à celle qui s'éleva dans un temps déjà éloigné de nous, au sujet de la supériorité des bois sudorifiques sur les préparations mercurielles dans le traitement de la syphilis. Je me contenterai de faire observer que bientôt on s'aperçut de l'inefficacité de ces bois, malgré les nombreux succès qu'on leur attribuait, ce qui ne tarda pas à les priver de leur réputation ; plusieurs autres médicamens ont eu le même sort depuis, et toujours le mercure est sorti vainqueur de la lutte. En sera-t-il de même un jour des antiphlogistiques et du régime diététique vantés aujourd'hui pour la guérison des maux vénériens? Le temps seul en décidera.

Multa renascentur quæ jam cedidere, cadentque
Quæ nunc sunt in honore (1).

(1) HORACE.

En attendant, je ne pense pas qu'il soit prudent de vouloir bannir ce médicament de la thérapeutique des affections syphilitiques. *Peyrilhe*, ce praticien si sage, et dont l'ouvrage n'a peut-être pas été lu avec assez d'attention par quelques-uns des auteurs qui dans ces dernières années ont tant blâmé l'usage du mercure, s'exprime ainsi au sujet de ce métal (1) : « En accordant à mes raisons « tout ce que je leur crois dû, l'on peut encore con- « server *au mercure le premier rang parmi les anti-véné- « riens*, place que l'efficacité de la méthode des frictions, « dans les cas où elle convient, semble lui mériter, et « continuer même à le regarder comme le seul con- « nu (2). »

Vacca-Berlinghieri a dit, en parlant du mercure : « Il ne s'agit pas de rapporter ici de nouveaux faits en « sa faveur. Aucun remède en médecine ne produit des « effets plus certains, et le pyrrhoniste le plus décidé « ne pourrait point en douter, s'il l'avait vu employer « plusieurs fois (3). »

M. *Devergie* termine l'examen critique de ma thèse, par jeter un coup d'œil sur les propositions suivantes, qui ne pouvaient manquer d'être en opposition avec ses idées, puisqu'il regarde la syphilis comme une maladie purement inflammatoire.

SIXIÈME PROPOSITION.

Elle (la syphilis) est transmissible par les générations, et tous les auteurs qui, dans ces derniers temps, ont nié

(1) Remède nouveau contre la maladie vénérienne, etc., p. 128.

(2) D'après ce passage, quelle n'a pas été ma surprise de lire à la page 334 du Mémoire déjà cité de M. *Desruelles* :
« *Peyrilhe* rejette toutes les préparations mercurielles, etc. »

(3) Traité des maladies vénériennes, par André VACCA-BERLINGHIERI, publié par Alyon. 1800, p. 202.

cette vérité, n'avaient peut-être pas eu assez d'occasions de l'observer chez les enfans nouveaux-nés et chez les femmes qui nourrissent.

SEPTIÈME PROPOSITION.

Les symptômes d'une affection vénérienne congénitale ne se manifestent le plus souvent chez les jeunes enfans, que du sixième au douzième jour de la naissance.

HUITIÈME PROPOSITION.

Une personne de l'un ou l'autre sexe, et née de parens qui avaient la syphilis, peut, pendant de longues années, jouir de toutes les apparences d'une bonne santé, lorsque, placée dans des conditions hygiéniques peu favorables, elle voit se développer sur quelques parties de son corps, mais surtout au voile du palais, dans le pharynx, des ulcérations qui présentent toutes les apparences des ulcérations vénériennes.

VINGT-UNIÈME PROPOSITION.

Quelques auteurs modernes, peut-être poussés par un zèle trop philantropique, regardent comme une chose ridicule, de croire qu'une affection syphilitique qui a disparu depuis un grand nombre d'années, puisse, sans que le malade se soit exposé à une nouvelle infection, se montrer de nouveau par l'apparition de quelques-uns des symptômes qui caractérisent une maladie constitutionnelle.

VINGT-DEUXIÈME PROPOSITION.

L'époque où une femme sèvre un enfant, celle de l'âge critique, de la grossesse, favorisent le développement des symptômes d'une maladie constitutionnelle, si la femme a eu dans un temps, même très-éloigné, une affection primitive, si elle est née de parens syphilitiques. Dans ce dernier cas, la femme peut avoir joui de la meilleure santé jusqu'au moment où l'affection constitutionnelle se manifeste.

Mes propositions VIII et XXII paraissent surtout absurdes à mon critique, qui ne conçoit pas comment on peut avoir, à l'époque où nous sommes, de semblables idées sur la syphilis. Je me contenterai de répondre que, pour être inexplicables, les faits sur lesquels reposent ces propositions n'en existent pas moins. Je laisse donc aux praticiens qui se sont beaucoup occupés de syphilis, le soin de décider si je suis dans l'erreur.

M. *Devergie* admet l'hérédité de la syphilis, mais, quoi qu'il en dise, elle n'est point reconnue par tous les auteurs dont il partage les opinions sur cette maladie. M. *Jourdan* termine en effet ainsi le dernier chapitre de son premier volume :

« Il me paraît aussi qu'on peut conclure et poser en principe :

« 1° Que le virus vénérien n'existe pas;

« 2° Que les maladies vénériennes primitives sont le « produit de l'irritation causée en premier lieu sur les « surfaces vivantes, par le pus que sécrètent les mem- « branes muqueuses génitales enflammées ou ulcérées;

« 3° Que les affections secondaires dépendent de la « sympathie qui existe entre toutes les parties de l'orga- « nisme, et qui n'est la même ni chez tous les sujets, « ni entre tous les organes, ni dans toutes les circon- « stances de la vie.

« 4° *Qu'aucune de ces maladies n'est héréditaire.* »

D'après tout ce qui a été dit précédemment, je ne crains pas, quel que soit d'ailleurs le mérite de l'auteur de ces conclusions, d'avancer qu'elles ne peuvent être fondées qu'en théorie, car les faits démontrent :

1° Que la syphilis ne peut être que le résultat d'un principe spécifique.

2° Que l'irritation, l'inflammation même de la membrane muqueuse génitale ne peut suffire, dans la très-grande majorité des cas, pour produire les accidens primitifs de la syphilis.

3° Que les affections secondaires ne peuvent s'expliquer ni par la sympathie qui existe entre toutes les parties de l'organisme, ni par les modifications organiques.

4° Que la syphilis peut se transmettre par la génération, soit qu'au moment de la conception les parens soient atteints d'accidens primitifs, soit qu'ils aient des affections constitutionnelles.

Pour ce qui a rapport au traitement, j'ajouterai :

1° Que si les moyens antiphlogistiques font disparaître plus tôt les symptômes primitifs que les préparations mercurielles, rien ne prouve jusqu'à présent que la guérison soit plus solide ;

2° Que dans tous les cas d'affections constitutionnelles, le mercure doit encore être préféré aux sangsues et à la diète.

Je termine ici cette discussion déjà trop longue, sans doute, et je laisse à mes lecteurs le soin de décider lequel de M. *Devergie* ou de moi a écrit avec un esprit prévenu en faveur de son opinion. Les propositions qui font le sujet de la critique, peut-être un peu sévère, de l'honorable confrère auquel je réponds, ne sont, je le répète, que le résultat de mes observations au lit du malade. Avant de les publier, je savais que plusieurs d'entr'elles choqueraient les nouvelles idées émises sur les maux vénériens : mais cette considération n'a pu m'arrêter, bien convaincu que j'étais, que dire la vérité est non-seulement un devoir, mais encore la plus grande gloire à laquelle puisse aspirer un médecin observateur (1). Ainsi donc, si j'ai commis quelques erreurs, elles ont été involontaires, et j'ai du moins la satisfaction de dire que dans mes recherches sur la syphilis, je ne me suis laissé influencer par aucune opinion étrangère. Ardent ami de la vérité, c'est elle seule que j'ai cherchée.

(1) Rostan. Ouvrage cité.

FIN.

www.ingramcontent.com/pod-product-compliance
Ingram Content Group UK Ltd.
Pitfield, Milton Keynes, MK11 3LW, UK
UKHW021147230726
13926UKWH00002B/978